O PRIMEIRO SEXO
E OUTRAS MENTIRAS SOBRE O SEGUNDO

SÓCRATES A. NOLASCO

O PRIMEIRO SEXO
E OUTRAS MENTIRAS SOBRE O SEGUNDO

as questões que mais estão mexendo com a cabeça dos homens

BestSeller

CIP-BRASIL. CATALOGAÇÃO-NA-FONTE
SINDICATO NACIONAL DOS EDITORES DE LIVROS, RJ.

N724p Nolasco, Sócrates, 1957-
     O primeiro sexo / Sócrates A. Nolasco. - Rio de Janeiro: BestSeller, 2006.

     ISBN 85-7684-156-8

     1. Paternidade. 2. Pais e filhos. 3. Masculinidade. 4. Homens - Psicologia. I. Título.

06-2122.   CDD 306.87
                                           CDU 316.356.2

Copyright © Sócrates A. Nolasco, 2006

Capa: Folio Design
Editoração eletrônica: Abreu's System

Todos os direitos reservados. Proibida a reprodução,
no todo ou em parte, sem autorização prévia por escrito da editora,
sejam quais forem os meios empregados.

Direitos exclusivos desta edição reservados pela
EDITORA BEST SELLER LTDA.
Rua Argentina, 171, parte, São Cristóvão
Rio de Janeiro, RJ – 20921-380.

Impresso no Brasil

ISBN 85-7684-156-8

A Luísa, Flora e Leila.

Agradecimentos

A Paulo Roberto Sauberman, ouro que encontrei no caminho, pelo compromisso e pela disponibilidade ao que falo e continuo formando em mim.

A Alberto Mussa, pelo carinho e apoio na publicação.

Ao Grupo Editorial Record, na presença de Luciana Villas Boas, pela receptividade e pela cumplicidade para fazermos sempre mais e melhor.

Aos meus amigos Aniela Improta, Antonio Gonzáles, Greice Cohn, Isaac Bernard, Jefferson Svoboda, Juan Jose Guerrero, Nathan e Feyga Cohn, pelo carinho e pela generosidade que trazem quando, juntos, caminhamos pela vida.

Sumário

Introdução **11** • Pai, por que não o abandonei mais cedo? **13** • Bandidos **16** • O homem *light* **19** • Homem e invejoso **22** • A mística masculina **26** • O juiz é cego e o advogado quer ser rico! **34** • Amizade **37** • Os dissimulados **42** • Virando a mesa **45** • Titônia **48** • Viagra *falls* **54** • O esperto **57** • Casar para quê? **60** • Os filhos de Homer Simpson **65** • Se você for homem, troque o galão de água **68** • Mulher, juventude e amor **71** • Durma bem, papai **73** • Mulheres de papelão **77** • A voracidade das bestas **80** • O estúpido **85** • Os sufragistas 6.350 **88** • Perto dos 50 **92** • Vulcano **95** • Homens de papelão **101** • Eles não usam Rexona **104** • Vínculos **107** • Sobre quem eram os homens **110** • Sabrina e a prancha **113** • Eu te amo, mamãe **117** • Um pai pode ter a guarda? **122** • Entre um processo e outro **125** • É real, mas poderia não ser! **128** • Saindo de que armário? **133** • Zolga **138** • Vlado **144** • Briga **152**

Introdução

Inicialmente, este livro foi elaborado com base em alguns artigos preparados para a *Revista Vida*, do *Jornal do Brasil*, e em queixas de muitos homens que, por conta de decisões judiciais, vivem o dia-a-dia sem o convívio com seus filhos. Uma parte das histórias foi construída a partir dos relatos de participantes de palestras que realizei em cidades brasileiras, com os quais conversei sobre paternidade, masculinidade e gênero. Outras histórias foram garimpadas em Sevilha, durante os meses de julho e agosto de 2005, quando, então, conheci a Padilla Libros. Seu dono, filho de um anarquista de expressão, apresentou-me o trabalho de Federica Montseny e, por meio dele, descobri episódios peculiares sobre a vida de intelectuais de esquerda de um tempo em que ainda se acreditava nela.

O argumento de cada história não é ficcional – e isso é o que o diferencia do modo como a narrativa é apresentada.

A escolha de um texto de ficção escrito a partir de situações factuais me motivou pela similaridade encontrada entre elas e a mitologia, bem como pela pertinência das reflexões tecidas por filósofos sobre liberdade, amor, vida e tantos outros temas que atravessam cada um de nós.

Por outro lado, minha experiência no consultório vem-me dando o privilégio de acompanhar muitas pessoas e de descobrir a beleza escondida na vida de cada uma delas. A motivação para escrever este livro é herdeira da prerrogativa de participar do esforço feito por cada pessoa no sentido de se apropriar de seu lugar no mundo. Essa perspectiva me auxiliou a dar forma ao livro, para que ele não parecesse exclusivamente ficcional. Afinal de contas, são vidas se formando e se descobrindo.

Procuro retratar a riqueza e a pobreza existentes no universo emocional de homens e mulheres, a superficialidade atualmente presente nas relações que constroem entre si, bem como o preço que pagam quando não são aqueles que parecem ser. Certo é que, para ser homem nos dias de hoje, não é necessário muito empenho, e algumas mulheres já se mostram bem mais alegres quando estão longe de seus lares.

S. N.

Pai, por que não o abandonei mais cedo?

— Fico exausto quando encontro meu pai. Ele fala de si o tempo todo com um entusiasmo sufocante.
— Eu o imaginava diferente disso, Ethan.
— O barulho deste restaurante está me deixando tonto. Não consigo ouvi-lo. Por que essa gente fala tão alto?
— Garçom, nós vamos pedir a conta — disse Max.
— Estar com meu pai é o mesmo que dobrar o volume de voz dessas pessoas. Mesmo quando estamos frente a frente, ele fala como se estivesse diante de uma platéia. Ele fica entediado quando conversa só comigo, pois precisa de público para mostrar que é o primeiro em tudo o que faz. Quando está com raiva, descarrega em mim. Eu acabo me sentindo responsável por isso. Ele só fica calmo quando me diminui e põe em dúvida o que faço. Eu sei que pratico o mesmo com meu filho, mas não consigo fazer diferente.

Ethan tem um pai egoísta e competitivo que não admite ser superado por ninguém. Ele comemora cada tropeço do filho como uma consagração de sua superioridade. Considera-se um modelo de pai, marido e cidadão, sentindo-se mais inteligente, preparado e criativo do que qualquer pessoa. Ethan só conseguia atrair sua atenção quando se comportava como um devoto zeloso que o elogiava continuamente, sem afrontá-lo em sua vaidade.

Ele diz que seu pai gosta do poder e de interpretar o mundo à sua maneira, reafirmando o tempo todo que não existe um modo melhor que o seu de compreender a vida. Educou seus filhos para que fossem platéias de suas histórias, mantendo-os subordinados a ele por meio de dependência financeira ou emocional. Inseguros, seus filhos se enrolam facilmente. Nenhum deles é capaz de suportar a solidão sobre a qual se funda a existência e, por isso, todos mantêm-se atrelados ao pai, à custa de mergulharem suas vidas mais na infelicidade que na prosperidade.

Ethan preservou esse referencial paterno perfilando-se em seu avesso ao se tornar pai. Suas atitudes com seu filho são reações ao modo como o pai sempre o tratou: é bacana porque seu pai não foi; só diz sim porque ouviu apenas não. Tornou-se permissivo e liberal por considerar a autoridade paterna algo ruim. Desse modo, não estabelece qualquer distinção entre ele e o rebento, vertendo a esse último tudo o que lhe falta. O pimpolho tem o tratamento que Ethan gostaria de ter recebido.

Sem a lucidez necessária, transformou-se num pai ainda mais problemático. Ele é um forte candidato a ser mais celerado do que seu pai, haja vista que suas atitudes com seu filho fortalecem as distorções emocionais deixadas pelas malfeitorias paternas.

Ethan não aprendeu que admiramos nossos pais por eles terem sido justos e honestos: caso contrário, é melhor apenas suportá-los. Diante disso, aquele que não tem um bom pai deve arranjar um. Foi o que fez Dante quando escolheu Virgílio para acompanhá-lo na travessia do labirinto da vida, conduzindo-o até a sua Beatrice.

Se ele compreendesse as próprias motivações, possivelmente teria conseguido imaginar soluções melhores e mais criativas para a sua vida. Falta-lhe sensatez para perceber que seu pai esteve presente em sua vida somente no momento de sua concepção. Além disso, tudo mais que sabe sobre ele é ilusão. Muitas vezes, choraram os filhos por culpa do pai, mas esse pranto é necessário, porque, sem ele, só há cegueira, tropeços e perdição.

Bandidos

— Ethan, já paguei ao banco 45 mil dos 40 que me emprestaram e ainda devo 35! Sabe lá o que é isso?
— Sei. Eu deixei 10 mil na poupança e eles me pagam 0,7% de juros ao mês. O restante, emprestam a você e lhe cobram 128% de juros ao ano. É assim que funciona — disse Ethan.
— E, ainda por cima, dizem: "É legal, e daí?"
— Rapaz, por que será que aqui o próximo posto de um ex-ministro das Finanças é ser membro de Conselho de banco privado? E o de ex-presidente é ter uma coluna em jornal de opinião e fundar centros de estudos latino-americanos no exterior?
— Será que há alguma relação entre mídia, governo e bancos?
— Claro que sim! Ela é necessária para nos fazer acreditar que vivemos no mais perfeito dos mundos: somos cidadãos e consumidores! Não existe nada melhor. E aque-

les presunçosos de esquerda, se fossem competentes, poderiam oferecer um outro ponto de vista. Mas não: eles também querem estar no castelo de Caudas. Esta esquerda brasileira nasceu incendiária, mas acabou como bombeiro de tudo aquilo que denunciava.

— Você sabe que eu fiquei confuso quando estava no banco? Eu olhava para todas aquelas propagandas com belíssimas fotos de gente abraçando gente, cachorro e papagaio, avô beijando neto, jovens felizes e seguros do futuro. Eu, sem saber como fazer para pagar os juros, imaginava que o errado era eu. Por que cargas d'água não estou feliz como eles?

— Porque você é o filho de uma...

— Não precisa responder.

— Desculpe, mas hoje ninguém agüenta viver fora de uma mentira e, se for coletiva, melhor ainda.

— Esses caras deitam sobre a paciência deste povo. O brasileiro, por ser mais conservador do que aqueles que governam, nunca será temido. Só são arrojados quando incendeiam ônibus, saem atirando na rua e fazem laranja virar suco. Como escapar a essa mediocridade que se diz instruída, mas que sequer sabe o que é ser douta?

— Estão longe disso, meu amigo. Longe. E ainda houve um sujeito que dizia que política é magia.

— E é mesmo!

— Veja só como todo mundo acreditou na fábula do operário pobre que ia mudar o mundo e se esqueceu disso no meio do caminho, porque gostou do mundo que queria mudar. Isso é mágica!

— Como é que a gente faz para tudo isso desaparecer?
— Dê gargalhadas, meu amigo, ria muito de nossa covardia, por tolerarmos este estado de coisas.

O homem light

Teo falou-me sobre seu sentimento de insatisfação e em como pensava resolvê-lo. Casado, pai de um casal de filhos, temia as conseqüências das ações que tomaria. Receava por seus filhos, sua esposa, mas, sobretudo, temia deixar para trás o que havia construído com aquelas pessoas.

Sentia-se insatisfeito na relação que mantinha com sua mulher. Dizia: "Estamos juntos há muito tempo, ela é uma mulher muito exigente." Quando contava sua história, referia-se a uma sensação de tempo perdido que desejava resgatar a qualquer custo. Sentia-se preso e condenado a viver dentro daquela situação.

Contou-me que, durante seu casamento, namorou outras mulheres porque assim sentia-se livre. Com todas, assumia o papel do credor ávido e controlador.

Por alguns instantes, viu-se diante de tensões provocadas por julgamentos morais, mas dissipou todas elas ao constatar que seus amigos e namoradas adotavam o mesmo procedimento, um protocolo em sua época.

Dentre suas amantes, encontravam-se mulheres casadas, que, como ele, procuravam resolver as dificuldades conjugais com amadores.

Seus romances extraconjugais não o deixavam culpado; sentia-se apenas descontente. Teo desconhecia as razões de sua insatisfação, via-se continuamente compelido a agir para tentar escapar do incômodo. Quando se divertia, percebia que seu desagrado se atenuava, mas, em seguida, retornava com mais força.

Separou-se de sua mulher com o intuito de fazer desaparecer aquele mal-estar, porém isso não aconteceu. Ele reconhecia como uma restrição à sua liberdade pessoal o longo tempo de permanência dentro do casamento e as exigências de compromisso feitas pela companheira.

Seu isolamento me chamou a atenção. Apesar de ser uma pessoa sociável, ele não se sentia à vontade para falar com seus amigos de sua separação conjugal. Suas dúvidas ficavam guardadas para si. Temia ser visto como um fraco.

Frente às tensões daquele momento, Teo agia como um atleta. Passou a trabalhar 12 horas por dia, sair toda noite e viajar nos fins de semana. Dizia: "Sinto-me renovado, preciso resgatar o tempo perdido."

Qualquer mulher que passasse diante dele era vista como uma namorada em potencial. Ao olhar para elas, comentava com quem quer que fosse: "Ah, gostosa!" E complementava: "Eu jamais conseguiria viver em uma cidade que não tivesse academia de ginástica e *shopping center*. Ambos transformam mulheres em deusas."

Negava o sofrimento que a separação lhe causava assentando em seu rosto um sorriso virtual. Interpretava o mundo como bem lhe convinha, atribuindo o fracasso de seu casamento às atitudes de sua ex-mulher, à derrota do Fluminense ou ao 11 de Setembro. Em sua vida, tudo passou a ser aceitável, possível e sem limites. Isso o fazia sentir-se livre.

Quando lhe propus pensar sobre todo aquele social triátlon, ele reagiu dizendo: "Tudo o que faço me dá muito prazer. Esta excitação não me faz mal algum."

Minha proposta soava como uma restrição à sua liberdade. Teo pertencia à geração do "É proibido proibir". Apesar disso, o que considerava violento era pensar sobre si mesmo. "O pensamento limita", dizia ele.

Lembrando um psiquiatra espanhol, Teo poderia ser considerado um homem *light*. Um produto de seu tempo. Uma época em que a comida não tem calorias, o café não tem cafeína, a manteiga não tem gordura, o açúcar não tem glicose e o homem não tem substância ou conteúdo. Ele passou a usar o gozo sem restrições obtido por meio do sexo e da fama, do poder e do dinheiro como uma forma de medicar o vazio em que se encontrava.

Homem e invejoso

Em todo o Brasil, ouvimos falar sobre o mal-estar criado pelo governo Lula. A perplexidade gerada pela corrupção foi sendo transformada em desencanto. Na medida em que a punição não atingiu todos os culpados, o país mergulhou num clima de pessimismo político. Frases do tipo "O poder corrompe, isso acontece em todo lugar" ou "Todo mundo rouba" são ouvidas por toda parte, atestando um estado de derrota daquela esperança que venceria o medo. Se o cenário político interfere no estado emocional dos eleitores, em contrapartida podemos pensar que tipo de complexo emocional faz parte do atual governo, que usou um discurso ético para chegar ao poder.

Por que o discurso de campanha não pôde ser materializado? Que demanda emocional tal discurso se prestou a atender?

Quando observamos alguns fatos, percebemos que há uma relação entre governo, champanhe e avião caríssimos, cartões de crédito no valor de 4 milhões, viagens internacionais, ganhos paralelos oriundos do abuso de poder do cargo, uma legião de funcionários públicos contratados sem concurso e um programa social assistencialista. Omitindo o nome "Partido dos Trabalhadores", poderíamos dizer que tais fatos diriam respeito a um governo de *ricos conservadores*.

Em tese, a classe operária teria chegado ao poder. Mas o que fez com que ela adotasse rapidamente os hábitos dos governos reacionários que tanto criticaram? Por que em nosso país, quando os grupos chegam ao governo, esquecem quem são e o que escreveram? Talvez seja porque a classe política brasileira se organize segundo um mesmo mito. Quem sabe seja por essa razão que as alianças acontecem de formas esdrúxulas. Esse mito tem por preceito o dito: "O MUNDO DEVE A MIM porque sou *o mais* inteligente, *o mais* vaidoso, *o mais* explorado, *o mais* pobre, *o mais* ético." Assim, um político justifica o uso da máquina pública em benefício próprio, usando-a como se pertencesse a ele.

Não importa de que ideologia ele faça parte. Um vaidoso desejará sentir-se membro dos países desenvolvidos, e um operário almejará ser parecido com algum antecessor, a exemplo de J.K. O que move ambos é uma inveja travestida em favor à população, e não uma responsabilidade pública.

Para o invejoso, convém que o outro caia. O político invejoso sente que foi eleito para servir a si mesmo. A inveja é um sentimento que existe para fazer frente à impotência diante da vida. Quando a inveja é grande, fica-se estrábico, corre-se o risco de não ver mais nada direito, principalmente o fato de que há em si falta de qualidades para desempenhar um cargo de tamanha envergadura. Por esse motivo, o invejoso é um avarento, pois, quanto mais adquire, mais aumenta a própria sede, tornando lícita qualquer coisa que lhe dê prazer, eliminando de si a crítica sobre o que faz. A inveja serve para dar ao impotente uma ilusão de quem ele é; dela se originam sua arrogância e prepotência.

O medo é um sentimento recorrente para o invejoso e determina hoje o clima em Brasília. Foi por medo de deixar de usufruir as regalias do poder que o atual governo beneficiou, por meio de alianças, todos aqueles que, durante anos, se opuseram às suas idéias. Infeliz do país que ainda precisa de heróis, pois é impossível fazer os homens felizes por meio da política. Nesse governo, a esperança desapareceu e, em seu lugar, apareceram a omissão e a arrogância de políticos gananciosos.

Os que chegam ao poder desejam obter regalias mais do que realizar o projeto de campanha. Por esse motivo, ele não se concretizou. Em verdade, sempre aspiraram pelos mesmos benefícios de seus antecessores: o primeiro ato político foi tomar um champanhe. Todavia, nunca tiveram coragem de assumir publicamente que querem luxo.

O complexo emocional que move grande parte dos políticos brasileiros se compõe de inveja, impotência e narcisismo. Por sua vez, o que transborda em Brasília chega até as ruas, fazendo crer à população que quem trabalha é otário. Lênin tinha razão quando dizia que o partido é a mente, a honra e a consciência de nossa época.

A mística masculina

Alex é separado, tem um casal de filhos e afirma que não está preparado para uma nova relação; Nestor é casado, também tem dois filhos, uma amante e declara que precisa de mais liberdade; Diego é solteiro e procura a mulher perfeita – Salsicha é seu cão e melhor amigo; Tomás é divorciado e deseja uma nova relação, que, contudo, deve seguir suas prescrições.

Mulher é um assunto recorrente entre homens. Mas por que será que se fala tanto? Talvez pela diferença que há entre elas e os homens no modo como as segundas filtram a realidade. Uma mulher faz isso melhor do que um homem. Por esse motivo, elas são portadoras de um frescor e de uma leveza desconcertantes, proprietárias matreiras da suposta sabedoria do mundo. Graciosas, exalam sensualidade e beleza, fazendo-nos crer que o mar lhes foi dado como um presente, recompensa de algum deus, por terem tanta obstinação. Resta, então, conquistá-las, seduzilas, tomá-las para si como um gesto de quem deseja alegria para viver. Porém, um homem, quando não sabe seduzir uma mulher, estará perdido, porque certamente estará à mercê de sua sedução. Temendo que isso ocorra, elas foram transformadas em objeto.

Ouvindo as histórias de Alex, Tomás e Diego, percebo que algumas mulheres têm certo fascínio e habilidade para tentar salvar homens que são verdadeiros farrapos e, às vezes, conseguem. Mas há também aquelas que procuram homens sãos e os transformam em molambos. Invariavelmente, conseguem. Creio que se fala tanto de mulher para escapar da condição imaginária em que se é seu joguete e prisioneiro. O fato de maltratá-las demonstra que continuam enfeitiçados pelas filhas de Circe, pois pensam que todas as mulheres são iguais. Diego dizia que essas mulheres que se bastam são feitas de mentira e astúcia e que sempre tiveram talento para fazê-lo acreditar que, sem elas, sua vida não tinha sentido. Quando ele se sentia assim, pensava que a mulher não tinha alma ou então que ela era tão pequena que passaria imperceptível pelo mundo, caso não lançasse mão da beleza e da vaidade.

Eu também ouvi histórias nas quais elas foram descritas como frívolas e superficiais – nesse caso, corria fama de que, se um homem quisesse uma mulher, jamais deveria esquecer o chicote, porque estar com uma mulher é estar sempre diante de Dalila. Sem perceber que filtram o mundo diferente das mulheres, isso fez com que alguns homens formulassem uma tese sobre a natureza da mulher. Por meio dela, explicam o fato de que elas desprezam quem as ama e amam quem as detesta. A experiência vivida por alguns homens com algumas mulheres fez com que os primeiros concluíssem que menos mal lhes fariam os homens que os perseguem do que as mulheres que os seguem. Por esse motivo, criou-se o Clube dos Homens, pois somente se sentindo parte de um time é possível manter a ilusão de que um outro homem possa interceder a seu favor. Tentando escapar da sina de Prometeu, a partir dela os homens modelaram suas identidades: solitários, protegem-se para que suas entranhas não sejam arrancadas.

Quando tudo isso começou a ficar assim? Por que, para alguns homens, as mulheres se tornaram um fardo tão pesado? Isso já foi diferente?

Estas perguntas nos instigam a pensar sobre o modo como os homens experimentam a liberdade. Quantos foram os homens que, de fato, exploraram a experiência de liberdade interior, que puderam conquistar a única riqueza existente, que é a posse de si mesmo, pois tudo o que há além disso é matéria. A vida só deverá ser posta em risco quando dela a liberdade escapar, pois, sem liberdade, ela é escravidão. Mesmo que a liberdade seja um conceito vago para muitos homens, o esforço para adquiri-la na vida não o é. Nem todos os homens se fizeram merecedores da liberdade, mas, apesar disso, se denominam homens e guardas do prontuário no qual se determina o que significa ser homem. Ser livre é poder ser desigual, e muitos homens ainda não perceberam isso. A singularidade é desigual: não existe um homem igual ao outro e tudo o que nega isso é religião.

A liberdade de ser é uma conquista que ainda não faz parte do mundo dos homens, quer sejam eles hetero ou homossexuais. Para contornar isso, criaram os heróis e o céu, pois, no inferno, está quem não seguiu nenhum protocolo, fez o que quis, viveu as piores dificuldades e queimou velhas opiniões, substituindo-as por novas.

Entre homens, muito pouco se fala da experiência emocional que faz com que um homem se torne ele mesmo. Mesmo nas relações mais íntimas, este assunto se reveste de um silêncio constrangedor. A narrativa sobre o exercício amoroso destituído das máscaras do poder, da autoridade e da posse infelizmente ainda não faz parte da relação entre homens.

Alex me contou sobre a conversa que teve com seus amigos. Após o jogo, todos foram para o bar de sempre e, depois de alguns copos, as palavras ficaram livres, quebrando o tom monocórdio do diálogo. Segundo ele, Diego não media esforços para encontrar a mulher perfeita. Apesar de se sentir forçado a olhar para qualquer mulher, não escondia o receio de ser rejeitado ou de não saber o que dizer a ela. Nestor ouvia mais do que falava e Tomás adorava fazer piadas.

— Você me disse que elas ficam irritadas com suas piadas. Por quê?

— Alex, certa vez, perguntei a uma namorada por que Deus inventou a mulher. Como ela não sabia, respondi que era porque uma ovelha não sabia cozinhar. Rapaz, ela ficou furiosa. E eu só estava brincando! – explicou-se Tomás.

— Meu amigo, isso não tem nada de engraçado. Vou lhe contar uma história que aconteceu comigo: Há um mês, Ana chegou à minha casa dizendo ter uma ótima notícia. Perguntei o que acontecera e ela respondeu ter encontrado um apartamento para ela. Aquilo não fez o menor sentido para mim. Se ela diz que me ama e eu estou disposto a assumir um compromisso sério, por que casas separadas? Na minha cabeça, era como se nossa relação estivesse passando por uma troca de papéis, em que eu desempenhava o da mulher tradicional. Ela chegava querendo sexo e eu dizia: "Peraí! Vai com calma!" Mulheres com desejos sempre me assustaram.

Tomás interrompeu a conversa e disse:

— Quando acabou meu primeiro casamento, uma imagem me acompanhou durante muito tempo. Eu pensava em um cara se virando, dando uma porrada na cabeça de meus filhos e dizendo: "Olha aí, vocês não têm mais família... Não terão mais sábados ou domingos felizes, acabou!" Quando essa imagem aparecia, eu era tomado por um ódio sem tamanho. Magoar meus filhos era algo insuportável para mim.

— Mas, Tomás, você não estava feliz naquele casamento.

– E você, Nestor, está satisfeito com o seu? Como você pode ser feliz se passa a tarde toda com sua amante e à noite vai dormir com sua mulher? Imagine como seria para você dormir com uma mulher que passa as tardes com seu amante.
– É por essas e outras que não quero compromisso – declarou Diego.
– Diego, seu compromisso é com Salsicha. Você ainda não se deu conta de que não existe mulher perfeita. Você pode construir uma relação satisfatória com uma mulher se desistir de encontrar sua Cinderela, disfarçada de *Lady* Macbeth. Qualquer mulher que passa na sua frente é considerada uma namorada em potencial. Eu sempre ouço seus comentários: "Que tesão!"
– É verdade. Eu jamais conseguiria viver em uma cidade sem pouca oferta. No Rio, chove mulher gostosa. E você se compromete com quem?
– Eu me envolvo exclusivamente com meus filhos – respondeu Alex. – Gosto de ser pai e tenho prazer em cuidar deles. Isso me realiza. Quando me separei, senti-me muito mal. Perdi meu orgulho, tudo o que construí havia sido destruído. Senti-me pequeno. Recomeçar do zero me exigiu muito esforço. Foi uma experiência solitária, mas consegui. Hoje, sou um homem muito melhor do que era no passado.

Acho que os homens mais velhos têm uma dívida com os mais moços. Eles não responderam às questões feitas pelas mulheres. Eximiram-se da responsabilidade de dialogar a respeito de uma série de questões da relação homem-mulher e de preparar um novo caminho para as novas gerações. Eles foram pouco generosos com os homens jovens. Mantiveram a premissa de que a amizade entre homens é um latifúndio que só se torna produtivo quando se faz algum negócio. Sucumbiram ao medo da intimidade entre os homens e se calaram diante da proposta feminista.

Coube a nós desatar e viver os nós dessa masculinidade impossível. Creio que só assim poderemos descobrir outras maneiras de ser homem no mundo. Essa roda gira quando aceito sem preconceito meu modo de ser. O que torna um homem verdadeiramente homem é a conexão que estabelece consigo, mais do que a escravidão do vício de se comparar e competir com um outro. O compromisso mantido com a sua história e com o ofício de elaborá-la continuamente fará com que ele tome posse de si mesmo. Existem diferentes alternativas de empreender esse esforço, muitos modos de se sentir homem. Nenhum deles é melhor ou pior.

Não é a mulher que deve ratificar a masculinidade de um homem, muito menos um outro homem. A masculinidade deve ser mais um nome dado à experiência do encontro consigo mesmo; caso contrário, ela se transforma em uma defesa contra tudo o que se teme em si mesmo, tudo o que se deseja apagar e esquecer. O medo é o pai da solidão e do silêncio que empobreceu durante anos a compreensão sobre a masculinidade. Esse sentimento tornou os homens duros, incapazes de filtrar com leveza e humor o que brota de dentro de si. A melhor estratégia que encontraram foi mentir para si mesmos, dizendo que são objetivos e racionais.

o juiz é cego e o advogado quer ser rico!

Teo estava cabisbaixo com o resultado da última audiência. Sua ex-mulher se fazia de vítima diante do juiz e se valia de todas as prerrogativas legais, que estão a seu favor. Afinal, mãe é mãe. Esta parece ser uma fantasia recorrente para os magistrados quando se trata de educar e cuidar de filhos. Mesmo que as mulheres não tenham nascido mães, sua condição feminina já é suficiente. Do mesmo modo que há uma relação entre a cortesã e a santa, existe uma outra entre o juiz e o carrasco. "Se raspares o juiz, encontrareis o carrasco", dizia Vitor Hugo.

Mas por que os magistrados não conseguem pensar nisso?

Sabemos que o tamanho do estrago causado por um mau juiz é bem maior do que aquele provocado por um arrastão. Um juiz pode aniquilar a alma; o arrastão, o bolso.

Percebemos que, quando interpretam a lei, estão legislando em causa própria, pois não há nada mais subjetivo do que uma interpretação da lei. Se um juiz se esqueceu do quanto é comum o juízo humano se enganar, é porque, nesse caso, foi sua impotência que o fez magistrado. Foi ela que o conduziu ao lugar que ocupa.

Não existe nada mais feroz do que um juiz impotente, cego e dependente de um bom advogado para paparicá-lo. Juízes assim, quando identificados com corruptos e abusadores, criam mecanismos esdrúxulos para beneficiá-los. Se fosse exclusivamente mesquinho, sua avareza seria tolerável, mas não: ele se imagina pródigo, e sua arrogância é detestável. A injustiça é uma das faces da hipocrisia da lei, que retém o que é leve, deixando propositalmente escapar o que é grande e pesado.

Do modo como Teo o descreveu, é possível imaginarmos quem esse juiz é pela sensação que lhe causou durante a audiência. Suas decisões foram desprezíveis: ele se coloca como se fosse um grande rei cujo vício é exercer seu poder sobre terceiros. Ele pensa que não é mortal e, pelo orgulho que exala, parece ser filho da ignorância. É um covarde, haja vista que só consegue alcançar os objetivos que estão em seu íntimo protegido pelo cargo que ocupa.

Sentado numa cadeira de espaldar alto, disposta sobre um tablado, lá estava o juiz. À sua frente, havia uma mesa, e, sobre ela, muitos papéis confirmando que a aparência sempre é enganosa. Mas o silêncio sobre esse fato era guardado por Aquele que, na cruz, deveria proteger a cabeça do magistrado, para que ela não tombasse. Do alto de sua impotência, ele olhava com desdém para todos, como se fosse possível ameaçar alguém com sua arrogância.

Muitos juízes roubam, só que agem com uma autorização para tanto. Diariamente, roubam a fé que os homens têm na justiça.

— Não se dirija ao juiz — disse o advogado.
— Por quê? — perguntou Teo.
— Por que é assim que funciona — respondeu ele, secamente.

"Mulher alguma o beijaria", pensou Teo, "porque de seu rosto brotavam pústulas de pus, que ele secava no decorrer da audiência. Ele virava as folhas para a frente e para trás, como se quisesse mostrar o quanto era importante. Ele olhava somente para os advogados, e o fazia por cima de uma armação de pesadas lentes engorduradas. Sua barba rala dava volume a um rosto magro, e era usada para esconder as fístulas e também seus dentes amarelos. Ele era dentuço e usava uma gravata de quinta categoria."

A vida não foi generosa com ele. Olhando para o seu rosto, era possível ver sua alma e descobrir que sentença e justiça podem ser exemplos de disjunção.

Amizade

Meu irmão e *brother* eram denominações usuais nas falas de Teo. Quando as utilizava, queria me mostrar que o amigo em questão era importante para ele e se diferenciava dos demais. Alguém confiável e disponível a qualquer hora. "Colega é uma coisa, amigo é outra! Jogo bola com muita gente que não conheço. Não dá para considerar todo mundo amigo", ele me disse. Concordei com ele e lhe perguntei que amigo vinha acompanhando o final de seu casamento. A resposta foi "Nenhum". Perguntei com quem ele falava sobre seus sentimentos de medo e insegurança. Silêncio absoluto.

Percebi que *brother* era um nome que Teo empregava para diferenciar um colega de outro, expressão do desejo de que alguém ocupasse esse lugar. Quando usava essa qualificação, estava se referindo a um vínculo definido pelo número de vezes que fazia algo com alguém: ir ao Maracanã, assistir a campeonatos pela televisão ou jogar sinuca. *Brother* não era sinônimo de alguém com quem se mantém uma relação de intimidade, mas um código que o retirava da solidão por meio da crença de que existiria alguém igual a ele.

Intimidade para Teo era algo para ser vivenciado com uma mulher. Não era sinônimo de amizade, mas de relação sexual. Portanto, não poderia ser íntimo de um amigo e correr o risco de ser taxado de *gay*. Por ora, o *gay*, reconhecido por sua sensibilidade, delicadeza e extrofia, reforça essa mesma tese, fazendo com que a relação de intimidade seja uma exclusividade daquela vivida com um parceiro. Os *gays* realizam o que os heteros temem. Contudo, ambos demonstram o quanto é difícil para um homem estabelecer com outro homem uma relação de intimidade que não passe pela cama, quer seja como desejo quer como fobia. A cama parece ser o destino de todo homem, não importando com quem ele se deite.

Teo me contou histórias em que amigos traíam seus *brothers* tornando-se amantes de suas mulheres. Contou-me também que conhecia alguns *gays* que, ao perceberem o interesse e o carinho de um homem por outro, imediatamente o taxavam de "alguém covarde que não saía do armário".

"Mas, afinal, se um heterossexual pode ser um homossexual enrustido, por que um homossexual não pode ser um heterossexual que não sai do armário?", perguntou Teo.

O que faz com que o sexo assuma um lugar central na vida de um homem, disciplinando-o a olhar para qualquer mulher que passe à sua frente, não é sua necessidade de amar, mas de provar para si mesmo que ele é um homem. O sexo vem sendo utilizado para abarcar a excitação gerada pela dúvida sobre quem ele seja, uma descoberta sobre a qual seu desejo não lhe dá garantias. Dom Juan perguntou para a primeira mulher com quem se deitou: "Quem você quer que eu seja?" Muitos homens não conseguem admitir o impacto que essa pergunta causa sobre eles quando ela é conduzida por seus desejos. Para escapar ao transtorno dessa situação, dizem rapidamente: "Eu sou hetero, eu sou homo ou eu sou bissexual."

Nesse sentido, a excitação não cessa, e o desconforto gerado por ela faz com que as práticas sexuais assumam um lugar de destaque na vida dos homens.

"Faço sexo com homens", disse Santos, "mas não me envolvo com nenhum deles. Isto, eu faço com uma mulher. Eu quero o prazer, não quero nenhum tipo de envolvimento."

Para evitar manter uma pergunta sem resposta, os homens recorrem ao sexo. Contudo, é exatamente por não tê-la que podemos chegar o mais próximo possível de nós mesmos. Definir a pergunta a partir do que deva ser a resposta não faz de ninguém um homem, mas o transforma em uma cópia de uma matriz que se perdeu e da qual não se sabe a origem.

"Os homens nascem com mais desejos sexuais do que as mulheres. Eu sempre soube disso!", disse Teo.

Desde o nascimento, paira sobre o homem a seguinte dúvida: "Você é ou não é homem?" O sexo foi um dispositivo eficiente para isso. Alguns não suportam o desconforto causado por essa incerteza, nem reconhecem o quanto a sua história pessoal tem a ver com tal hesitação. A incapacidade de formar vínculos firmes, profundos e duradouros faz com que muitos homens adotem a opção sexual como parâmetro para sufocar a vida que pulsa nesse embaraço. O sexo desembaraça uma parte de nós, mas não tudo o que de nós existe. Sabemos muito pouco sobre isso. Nesse caso, a opção sexual se torna a certeza de que a desconfiança foi resolvida.

A amizade entre homens, portanto, é terra de ninguém. Como o amor entre homens nasce antes mesmo que a marca sexual se imponha, admitir que se ama outro homem implica experimentar ameaças anteriores a esse momento, um tempo em que não existiam definições. E isso é o mesmo que pôr em risco tudo aquilo que ele aprendeu sobre si mesmo, independentemente de orientação sexual, etnia ou classe social. Amar outro homem é vê-lo como uma possibilidade para si da qual se abriu mão, confirmando o caráter acidental da vida e do sexo segundo o qual nascemos. A marca sexual nos atravessa desde o nascimento e se impõe como um acidente que muitas vezes tentamos driblar, sob o argumento de que nossos desejos são absolutos e nos fazem crer que podemos ser o que eles arbitram: homens ou mulheres. Se admitirmos que é impossível vencer a morte, talvez transformemos nossa impossibilidade de amar, pois o amor, quando usado como força de superação ou busca da plenitude, torna-se refém do inviável. Desde a infância, um homem aprende que, se vencedor, superará a morte, sem se dar conta de que essa tarefa atrofiará sua capacidade de amar. Resta-lhe, portanto, organizar sua vida em torno do sexo, porque somente o gozo pode lhe dar a sensação de vencer a morte, mesmo que ilusoriamente e por alguns segundos.

Os dissimulados

— Nós havíamos combinado outra coisa. Vocês me deram a impressão de que concordavam comigo, mas, quando apontei os problemas, se calaram. Teo, eu fiquei sozinho mostrando para eles as contradições e a falta de coerência desse projeto. O que houve?
— É claro que o projeto era uma porcaria. Tomás, você tinha razão. Nós ficamos com medo de ser retaliados.
— Vocês se calaram por muito pouco. Servi-los não é o mesmo que ter uma "vida de cão", como dizem, pois o cão pelo menos vagueia a seu bel-prazer, enquanto vocês promovem a luxúria e os vícios desses caras, porque, para vocês, o prazer é estar com eles. É disso que gostam: contar para meio mundo que eles são seus amigos? Vocês se esqueceram mesmo que um homem adulto não precisa de chefe.
— Um homem tolera o narcisismo de uma mulher quando a erotiza, mas o de um outro homem, só se for possível

admirá-lo. Esses caras são muito vaidosos, Tomás, só querem aplausos. Vocês conhecem algum vaidoso inteligente? Rapaz, eles são só imagem! Quando vocês dizem que eles são geniais e que se orgulham de trabalhar com eles, estão se fazendo de imbecis.

— Você tem razão!

— Esses caras são falsários que adoram uma intriga. Eles pensam que é possível comprar qualquer um. Vocês se lembram da última concorrência? Eles acabaram com o Pedro. Eles não têm o menor escrúpulo: são a própria contravenção. Consideram os outros um nada e estão sempre querendo se equiparar a quem tem mais do que eles.

— Nós fomos enganados!

— Ninguém é enganado, Tomás. Vocês enganaram a si mesmos. Agora, é melhor enganar-se junto a seus amigos do que enganar seus amigos. Foi o que vocês fizeram comigo, só porque têm medo de enxergar a vida com os próprios olhos. Vocês entram em pânico quando se vêem diante do que a liberdade pode lhes causar, ficam sem saber no que poderiam se transformar.

— E como ficarão nossas famílias, caso não continuemos nesse negócio?

— Quanto mais submissos forem, mais serão subjugados por esses egoístas.

— Calma, Teo. Isso vai mudar.

— Meu bisavô dizia que a esperança é a segunda alma dos infelizes. O que vocês estão fazendo com a vida de vocês?

— Sendo amigos desses caras, nossa vida ficou mais fácil!

— A vida, quando parece fácil para um homem perspicaz, certamente parecerá difícil para o tolo; e, freqüentemente, será difícil para o perspicaz quando for fácil para o tolo. Não conheço esses caras de hoje. Vocês não querem ver quais foram as conseqüências de suas ações. Para eles, vale tudo.

— Teo, eles têm entrada em qualquer lugar, o mundo se passa segundo as regras deles, e não as suas. Você pensa o quê? Não somos nada diante deles.

— Você fala como alguém que cresceu acreditando que a única alternativa é submeter-se: se não pode derrotá-los, junte-se a eles. Essa é uma psicologia chula que diz que nada pode ser feito. Você se alimenta dessa crença, meu amigo. Tomás, você se tornou seu próprio carcereiro. Quanto a isso, não tenho o que fazer. Agora, entendo por que vocês recuam diante deles.

— Por quê?

— Vocês abriram mão do poder de se inventar a cada dia. Vocês admiram caras que são previsíveis e que não surpreendem, mesmo que estejam sempre se renovando na crueldade e na cretinice.

— Que mal há em ser grande e poderoso?

— Poderosos talvez, mas grandes? A grandeza escapa à compreensão. Esses caras são previsíveis. E isso não combina com dissimulação. Apesar da arrogância, eles não têm a sofisticação necessária para receber tal adjetivo.

Virando a mesa

Teo falava rapidamente sobre muitos assuntos, todos ao mesmo tempo. Ele estava angustiado, raivoso e, até aquele momento, não sabia me dizer o que o estava deixando inquieto. Decidi não interrompê-lo, para que eu pudesse reunir elementos que explicassem aquele estado. Percebi que os temas sobre os quais falava tratavam de situações tensas e violentas. Eram discussões em que ninguém ouvia ninguém. Perguntei a ele se o estopim de seu desassossego poderia ter sido causado pelas lembranças que o fim de seu casamento fez emergir. Ele retrucou: "Mas ela era um sargento!" Como se eu o estivesse acusando ou chamando a sua atenção. "Minha ex-mulher era um sabetudo. Gostava de mandar na casa, nos filhos, em mim. Ela vivia dizendo o que eu devia ou não fazer. Achava-se intuitiva, nunca paranóica."

Eu o interpelei e apontei a dificuldade de comunicação existente entre ambos. Ele me respondeu que sua ex-mulher o fazia sentir-se sozinho, diminuído, como se o casamento fosse só dela. Nele, Teo se sentia desempenhando um papel coadjuvante, era algo como uma peça de decoração, jamais um co-autor.

Pelo seu tom de voz, pude compreender o quanto ele afogava suas frustrações em raiva, um desespero que continuamente era convertido em angústia. Mas o que me chamou atenção em seu estado foi a intensidade da dor escondida pelas mágoas. Ele se tornou uma pessoa dura e rígida.

Teo fechou-se para o novo, para o frescor da descoberta e do inusitado. Ele desenvolveu uma tese por meio da qual explicava o mundo. Com isso, limitou o horizonte emocional de sua maturidade.

A brutalidade presente em suas atitudes buscava silenciar a dor causada pelas inúmeras situações de violência a que fora exposto durante a vida. De longe, poderíamos chamá-lo de "machão", mas quem o conhecia de perto o tomava por "fera ferida". Ou seja, alguém que não sabia lidar com a experiência emocional da dor.

As expectativas de Teo sobre o casamento não poderiam se realizar com a mulher que escolhera. Mas seria possível com alguma mulher?, perguntei a ele. Afinal, de onde vem tamanha exigência?

Sua angústia se converteu em choro que moveu todos os músculos de seu corpo, fazendo-o respirar aliviado. Com aquele pranto, ele começou a se despedir de sua rigidez exagerada, passando a construir um outro modo de estar no mundo. Pôde dizer adeus ao primeiro amor e resgatar o que este lhe havia despertado: delicadeza e suavidade. Ele aprendeu a rir do machão pneumático que fora durante muitos anos e que só tinha olhos para a beleza *ciborg*. Quando começou a aceitar o fim de seu casamento, deixou as "*maravilhosas do silicone*" para os homens sem imaginação!

Titônia

— Em seu corpo, havia muitas tatuagens, mas, dentre todas, uma me chamou a atenção. Em sua testa, pouco acima das sobrancelhas, estava escrito: *Caso Perdido*. Acharia natural se não fosse seu tipo franzino e reservado, sempre tenso. Por vezes, ele passava a mão nos cabelos, puxando-os para baixo, numa tentativa de esconder aquela marca. Eu sabia pouco sobre ele, apesar de termos estudado muitos anos juntos. Naquela época, ele era retraído, mas não lhe faltava alegria nos olhos. De qualquer forma, eu me perguntava quem teria feito tal coisa com ele, será que teria sido um desejo seu escrever aquilo no rosto?

— Max, sempre achei este cara esquisito.

— Você acha qualquer um esquisito caso não se pareça com você. Eu o acompanhei mais do que outros, não sei se por compaixão ou solidariedade. Ele era um cara sozinho, mas você há de convir que seus desenhos eram ótimos. Sempre havia algum menino que, quando apanhava do mais forte, ia recuperar sua auto-estima batendo nele. Ele era a lixeira daquela escola: sobre ele eram jogados a fraqueza, o preconceito e tudo o que ninguém gostava em si mesmo.

— Max, esse cara já nasceu torto. Só você mesmo para perder tempo tentando entender o que esse maluco fez. À exceção dos desenhos, ele nunca teve sucesso em nada que fazia.

— Ethan, de uma coisa você pode estar certo: a vitória sempre tem muitos pais, mas a derrota é órfã. Todo mundo quer tirar uma casquinha do vitorioso. Agora, quando alguma coisa sai errada, ninguém quer assumir nada. Esse sujeito nasceu órfão, apesar de ter tido pai e mãe. Eu me lembro de tê-lo encontrado várias vezes sozinho empinando pipa no meio do pasto. Ele sempre surgia com algum ferimento causado pelas folhas de milho. Não era o abandono que me atraía nele, mas a vida querendo se desentortar, contorcendo-se e procurando saída. Foi assim que me aproximei dele. Naquela época, eu tinha uns 16 anos, e ele, dez. Ele não tinha idéia de que o pior estava por vir.

— Nós nunca conversamos sobre isso.

— Certo dia, fui me encontrar com ele em sua casa. Sua família era proprietária de um sítio onde se plantava milho e soja. Era um belo lugar, mas, para chegar até a casa, você tinha de atravessar a plantação. Por isso, eu combinava de encontrá-lo na estrada. Naquele dia, como ele não estava. fui até a sua casa. Quando cheguei perto, chamei por seu nome várias vezes e, quando me aproximei da casa, vi o vizinho sair abotoando as calças e a mãe de Lúcio, logo atrás, terminando de fechar o vestido. Eles passaram por mim e nada falaram. Entrei na casa e vi Lúcio sentado no chão, com as mãos nos olhos cantarolando alto. Levei algum tempo para acalmá-lo e sairmos dali. Ele me disse que o vizinho ameaçou matá-lo, caso ele contasse para alguém o que vira. A mãe de Lúcio gostava de se envolver com homens violentos.

— Seus pais eram separados?

— Eles nunca se separaram, mas quem pagava a escola de Lúcio era o tal vizinho. Seu pai era um zero à esquerda. Naquele momento, eu me senti responsável por ele. Através de seus olhos, pude ver tudo aquilo que me disseram existir no inferno. Na expressão de seu rosto, encontrei todos os suplícios que tememos, mas que a vida havia reservado exclusivamente para ele. A esperança havia desaparecido de seu olhar. Saímos dali e eu não sabia o que fazer, não sei a razão, mas levei-o para o puteiro — assim foi sua primeira vez. O cheiro, as luzes e a sujeira daquele lugar me faziam crer que ali seria possível manter alguma ilusão sobre a vida. As putas têm o poder de transmutar o mal em bem. Eu sempre as vi como bruxas. Eu conhecia bem aquelas mulheres e sabia que ali ele poderia encontrar um pouco de conforto. Na época, ele tinha uns 14 anos.

— Cara, você levou um menor para a zona?

— Você acha que, para ele, as coisas poderiam piorar? Você é otimista mesmo. A consciência não fez dele um covarde, como havia acontecido conosco. Ele viu o que nenhum de nós conseguiria suportar e não sucumbiu. Ele ainda não enfrentou a morte, como nós já fizemos muitas vezes, quando nos submetemos. Lúcio pode ser qualquer coisa, menos um covarde.

"Ele fez do Mangue sua segunda casa. Foi uma época boa. Eu lembro que, dali em diante, ele começou a escrever, e alguma esperança preencheu sua vida. Meses depois, seu rosto ficou coberto de acnes e a tristeza voltou para lhe fazer companhia; para suportá-la, ele começou a beber. O que escrevia ficava cada vez melhor, mas a crítica chamava seus textos de literatura decadente."

– Que cara azarento!

– Eu vejo diferente. Acho que vence duas vezes quem vence a si mesmo. Esse cara venceu seu avesso quando o transformou em objeto de suas acrobacias. Ele se tornou um acrobata quando se fez escritor. Por outro lado, não havia mulher alguma que desejasse estar com ele. Sua expressão ficou repugnante. O pouco amor que havia guardado foi usado comedidamente para escrever seus textos; por meio de cada um deles, mantinha viva a fé de um dia encontrar sua Titônia, quiçá Beatrice. Por muitos anos, torci para que isso não acontecesse, por saber que, caso ele se frustrasse novamente, sua vida perderia o sentido. Até que no terceiro ano do ensino médio ele se apaixonou pela garota mais bela da turma. Não havia a menor chance para ele. Durante meses foi motivo de deboche e gozação de todos.

"Mas parece que o que sentia por ela o fazia superar cada dia vivido, e você sabe que quem supera vence. Lúcio foi vencedor. Ele fez um esforço monstruoso para continuar acreditando que poderia ter aquela mulher. Para tanto, precisou encontrar nas putas um amor de mãe que o fez sentir-se homem e assim imaginar que seria possível encontrar Titônia."

— Max, eu me lembro de que ele queria que ela o acompanhasse numa festa. Foi um fiasco. No dia da formatura, ele estava tão bêbado que enfiou um saco de supermercado na cabeça para esconder seu rosto coberto de espinhas. Todo mundo se assustou quando o viu. O pior foi que ela dançou com ele depois que cobriu seu rosto, mas dele se afastou quando o manteve descoberto.

— Sempre acreditei que o triunfo sem desafios não tem glória, mas, com ele, os desafios foram demasiados. Passei a acompanhá-lo, para evitar suas bebedeiras. Foi nessa época que resolveu tatuar na testa a frase: "Caso Perdido." Talvez para zombar de si mesmo e, com isso, encontrar algum poder sobre sua vida. Posso imaginar por que ele fazia aquilo.

— Você sabia o que ele fazia quando desaparecia?

— Não do modo como os jornais noticiaram. Titônia era a única maneira de se manter vivo. Ela lhe foi tirada dos braços muitas vezes, arrancada com muita violência, aos poucos e em pequenas doses. Lúcio tinha raízes muito frágeis para sustentá-lo na vida. Nos vendavais, seu esforço se tornava descomunal. Ele amava a vida como nenhum de nós conseguira compreender. Eu o ouvia dizer: "Te amo, vida misteriosa, cheia de choros e regozijos, horas de sorte e dolorosas, se sorte não vais me dar, pois bem, ainda tenho tua dor." Conheci Salomé pelos seus versos.

– Max, ele se deitava com mulheres mortas. Ele roubava os corpos dos necrotérios, isso é doentio.

– Ele nunca abriria mão de Titônia. Como era impossível procurá-la entre as vivas, restou-lhe somente fazê-lo nos cemitérios. No dia em que foi pego no necrotério roubando o corpo de uma mulher morta em acidente, ele escapou e a levou para o mar. Despiu-se e, com ela nos braços, afogou-se. Para ele, a imaginação nunca perdeu a força. Vivendo o que viveu, foi pura sabedoria se iludir. No momento em que isso deixou de ser possível, ele foi para os braços de sua Titônia. Afinal, não havia mais razão para continuar buscando.

Viagra *falls*

　　Teo e Ethan foram ao Maracanã assistir a um jogo e depois marcaram um encontro com amigos num bar.
　　— Teo, vamos lá, a galera já deve estar comemorando.
　　— Comemorando o quê? O jogo deu empate!
　— Não importa! Olha só como tem mulher bonita!
　— Ethan, se eu continuar seguindo seu ritmo, acabo com torcicolo. Parece lobo na casa da vovó: é só passar uma mulher que você fica salivando!
　— Teo, vou até ali esvaziar o tanque.
　— Ali onde?
　— Naquela árvore.
　— Como é que é? Você passou anos no Santo Inácio pedindo para ir ao banheiro para acabar urinando numa árvore no meio da rua?
　— Cala a boca que eu perco a concentração! Minha mãe me apresentou as árvores muito antes de o colégio me apresentar o banheiro. Vamos lá, vamos ver quem consegue fazer mais longe!

— Ethan, presta atenção! Você está com os pés dentro de uma poça de mijo. Deve ser de algum torcedor que veio demarcar território. Eu não participo dessa molecagem.
— Teo, vamos abordar aquelas mulheres ali.
— Não estou a fim não. Estou cansado, quero ir para casa.
— Deixa disso, *brother*. Tenho Viagra suficiente para deixar qualquer torcedor desempregado rindo à toa.
— Você está tomando isso?
— Qual o problema? As mulheres gostam e eu não falho!
— Cara, você tem 35 anos!
— Teo, estou estranhando você. Depois da separação, você deixou a gandaia, não azara mais como antes, quer ir para casa cedo... Ô, cara, está mudando de time?
— Ethan, quando você diz essas coisas, acho que seu bíceps assumiu o controle do seu córtex. Primeiro, você acha que tomando Viagra vai aumentar o pênis. Depois acredita que, se o mantiver sempre ereto, se sentirá poderoso como uma hidroelétrica; além do que, você vive sacaneando todo mundo com essa inteligência de torcedor fanático.

Na infância, muitos homens se sentem diminuídos por não desejarem o que caberia a um homem, mas muitos se superestimaram pelo avesso. Para escapar da humilhação, buscam vencer todo e qualquer desafio, tornando-se os primeiros em tudo. O mundo dos homens funciona de acordo com a lógica perdedor-vencedor. Nele, acredita-se ser possível viver sem perder. Todavia, a perda modela, define e amadurece.

Em nome de uma biologia ficcional, acredita-se que sejam os genes os determinantes da aptidão dos homens para o futebol e para que façam sexo como macacos bonobos. A fé em uma virilidade pura corporificada pela força física faz com que os homens se identifiquem com *Rambos exterminadores* e dependam de um guindaste farmacológico para manter a ereção.

Concebida dessa forma, a força masculina ficou circunscrita à força bruta, que, se não for conduzida pela razão, desmorona sobre o próprio peso e em queda livre, se a inteligência estiver desprovida de afeto.

O esperto

— Isso nunca me aconteceu, Teo! Desde moleque, eu era o primeiro a ser escolhido.
— Eu não! Se bobeasse, ficava fora do jogo.
— Você tem que se impor, mané! Tá pensando o quê? Eles me invejavam e eu *sacaneava* quem me desse na telha. Se alguém não gostar, dane-se e, se invocar, leva! – disse Noah.
— Pens...
— Teo, a rapaziada se amarra em ficar de papo-furado, falando da vida dos outros e se sentindo por cima.
— Se exibindo, Noah!
— Se exibindo não, mostrando que tem valor! Afinal, a gente tem que sair na frente!
— Se eu me sentisse assim, convidaria a Bruna para sair!
— E por que não convida?
— Tenho receio de que ela diga não.

— Teo, sai dessa! Comigo, mulher não é besta de dizer não. Se ela me esnobar, dou-lhe uma rasteira e ela planta a cara no chão. Vai por mim... Cara, homem tem que se dar bem... Tem que ser malandro. Eu te acho meio bobão, estou dizendo isso como amigo. Lembra da Mag? Transei com ela porque me interessava ir àquela festa e estar no meio de gente de grana. Se tiver que dar volta em alguém, eu dou. Hoje em dia, todo mundo faz isso, na fila do cinema, no trânsito e no trabalho.

— Todo mundo, não!

— Você leva as coisas muito a sério... Homem de verdade faz coisas desse tipo!

Nos dias de hoje, ser malandro e esperto é motivo de orgulho para uma pessoa. Mas, para os homens, esse aspecto tem maior importância, pois lhe confere visibilidade e prestígio social, atestando virilidade.

Esse orgulho serve para manter a crença de que o mundo gira em torno de si mesmo. É por essa razão que o orgulho é filho da ignorância.

Meninos crescem acreditando que serão como aquele galo que pensava que o sol surgia para ouvi-lo cantar. O colega de Teo acredita nisso. Aonde quer que vá, está sempre em busca de aplausos.

De um menino, exige-se que ele seja velhaco, que caia, que se machuque e, se possível, quebre ossos. Quanto mais se machuca, mais atesta sua masculinidade e, confirmando-a, revela que homem que é homem não precisa de cuidados. Sem poder aprender a cuidar de si, um homem encontra na esperteza uma saída para o que esta limitação impõe sobre a sua vida afetiva. Se sente admiração ou inveja de alguém, nega esses sentimentos, tripudiando a pessoa, dando-lhe uma volta, evitando lidar com essa situação.

O esperto é alguém que luta para desfazer as amarras que constituem sua vida emocional, porém o faz por um caminho desastroso.

Ele se entregou tanto ao vício da luxúria que, em sua lei, tornou lícito aquilo que desse prazer, a fim de cancelar a censura que merecia.

Casar para quê?

– Por onde tem andado, Teo?
– Fui levar meu filho a um aniversário. Rapaz, são engraçados esses "parabéns pra você" que as crianças cantam. Elas contam uma história dos casais de hoje. Eles perguntam com quem será que o aniversariante irá casar, depois dizem que tiveram dois filhos e, em seguida, se separaram. É o hino das famílias modernas. Meu amigo, é difícil casar nesta cultura do divórcio.
– É estranho mesmo. Casar e separar fazem parte da economia afetiva de milhões de casais que seguem esse protocolo como se fosse algo natural. E tem gente por aí dizendo que *putaria* é o nome da nova insurreição familiar. Que felicidade a nossa tropeçar no amor romântico e cair com a boca na merda, e ainda chamar isso de revolução. Que ninguém nos ouça!
– O curioso, Noah, é que muita gente continua se casando. Fazendo festas enormes e juras de amor eterno.

Depois de dois meses, descobrem que não é nada disso e se separam.

— Eu imaginava que, em tempos tão liberais, o número de casamentos fosse diminuir. Mas não! E, com a Internet a procura aumentou. Recebo milhares de mensagens vendendo *sites* para namoro e casamento.

— Mesmo que ninguém acredite no casamento, todo mundo continua querendo casar.

— Acho que não é o casamento que atrai as pessoas mas a festa que se faz em torno dele, Teo.

— Não sei. Acho que tem gente que deseja mesmo a badalação e pouco importa o que vai acontecer depois. Mas nem todo mundo quer isso. Uns dizem que o bom casamento é o que perdura, apesar de que, para fazê-lo duradouro, muitos casais pagaram preços altos. Há os que dizem que é aquele que se pauta na fidelidade, mesmo sabendo que, para isso, é necessário mergulhá-lo na hipocrisia. Há os que pensam que um bom casamento constrói patrimônio, mesmo que, para isso, seja necessário viver de aparências e os parceiros nunca cheguem a se conhecer. Existem ainda aqueles que são financiados pelas famílias.

— Para um casamento dar certo, o homem tem de ser surdo, e a mulher, cega! Hoje em dia, o dinheiro faz um casamento dar certo, o que é uma grande mudança, já que, no passado, esse motivo tornaria a mulher uma concubina.

— Talvez, mas, hoje em dia, muitos casamentos são mantidos mais por temores do que pela esperança que aproxima duas pessoas.

— É para isso que servem as amantes: para conduzir os sonhos que sucumbiram dentro dos casamentos. Muitos não querem se separar por comodidade. Imagine aquele executivo de bigode que tem casa na serra e um apartamento com quatro quartos em Ipanema buscar alguém aos 60 anos. É preferível dormir em camas separadas, não fazer sexo, ser esculhambado pela mulher, a ter de enfrentar o mundo e, além disso, ter de dividir o patrimônio. A traição nasce para fazer frente a uma situação de fracasso iminente; as renovações geralmente nascem de grandes traições.

— Mas, Noah, você há de convir que tornar as traições algo natural não inibe o ódio a quem foi infiel. Mesmo com toda a liberação sexual, se você for pego traindo, será guilhotinado.

— É verdade, mas você tem de concordar que há uma ponta de desamor na atitude daquele que é infiel. Percebo que a infidelidade esconde um mal de amor. Ao trair, imagina-se que será possível recuperar-se do desamor. Eu acho que foi isso que me aconteceu.

— Também, você se casou com uma jararaca, meu amigo. Além de fogo e fumaça, só mesmo uma mulher má para fazer um homem sair de casa. Você escolheu a dedo!

— Ela era uma mulher talentosa — completou Noah.

— Talentosa? Meu caro, a genialidade não anda de mãos dadas com a maldade. Ela precisa de alguém como ela. Agradeça todos os dias por ela ter partido. Aquilo era um carma, um cavalo de Tróia. Você está acompanhando o que está acontecendo na Inglaterra?

— Não.
— Os homens de lá estão começando a apanhar das mulheres. Estão criando até abrigos para que eles tenham para onde ir depois da briga. Porque, se você bate em uma mulher, é considerado violento, mas, se ela lhe mete a faca, considera-se legítima defesa. Isso é o que chamo de adotar o modelo masculino, macho, estilo Tyson, como um jeito de ser — afirmou Teo.
— As mulheres se equipararam aos homens e já não sabem mais quem são quando não estão menstruadas. Mas o fato é que não importa com quem você se case, porque, de qualquer modo, no dia seguinte, descobrirá que está com outra pessoa. Isso é recorrente.
— Por onde começaremos a administrar tudo isso? Como superar este vazio criado pelo muito fazer e tão pouco experimentar?
— Fácil. Passaremos a viver de imagem. Essa cultura da separação, Teo, é o espelho do divórcio de nós mesmos.
— Mas, desse modo, como será possível amar alguém?
— Parece que o divórcio sempre dormiu na mesma cama dos amantes, mas, nos dias de hoje, ele se tornou o próprio leito. O que confirma a tese de que a infelicidade cresce a passos largos, enquanto a felicidade sempre tem um fim à sua espera.
— Que poderia ser diferente se não tivéssemos perdido a capacidade de transpor o que nos chega pelos sentidos até a consciência. A sabedoria reside nesse esforço, emerge da experiência e mantém vivo o crente que há em nós.

Sem ele, é impossível compreender o mal que nos acomete. Precisamos tentar fazer do casamento o lugar onde tudo isso pode acontecer. É preciso que ele se torne o chão sobre o qual a busca é constante; sem ela, não há dignidade em viver. É muito pesado o fardo de não ter ou saber o que fazer diante disso. Acho pura vagabundagem essa coisa de deixar rolar para ver o que acontece. É assim que vamos de separação em separação.

Os filhos de Homer Simpson

"As pessoas que foram golpeadas estavam sentadas à mesa do lado. Tudo foi muito rápido. Quando olhei, tinha um cara caído no chão e outros três chutando seu rosto. As luzes da boate se acenderam. Fiquei impressionado com o ódio estampado na cara daqueles sujeitos."

Teo ficou mobilizado com o incidente que presenciara um sábado antes. O silêncio se instalou durante a sessão. Toda aquela violência havia chegado até nós em busca de algum sentido.

O espanto foi se desfazendo e, lentamente, foi possível chegarmos até onde a intensidade daquele ódio lhe havia tocado. Ele experimentou algo semelhante na infância. Tinha dois anos e comia como uma pessoa daquela idade. Órfão e desempregado, seu pai não o compreendia e partiu para cima de Teo, dizendo que este estava lhe desobedecendo porque comia daquele jeito. A mãe e a avó se interpuseram entre Teo e seu pai, mas não conseguiram evitar que ele lhe desse uma surra. A criança acabou sendo espancada mesmo.

Teo só se lembra dos olhos arregalados do pai, os mesmos olhos que reencontrou naquele sábado. De onde vem todo esse ódio? Diferentemente do pai de Teo, os pais daqueles homens jovens os apoiaram, eximindo-os de qualquer responsabilidade sobre o ato. Podemos pensar se o ódio dirigido ao outro não é um modo de se livrar do ódio por si mesmo. Qual seria o dilema daquele que se odeia tanto a ponto de transbordar sobre um outro? Talvez a atitude dos pais nos dê alguma pista. Tendo piedade dos filhos, revelam que foram negligentes quanto às reais demandas afetivas (limites e compromisso) necessárias à formação do caráter. Essa postura indulgente da família mantém esses homens impotentes na vida, e o ódio que sentem funciona como um tônico para vivificá-los.

Possivelmente, durante anos sentiram-se como a *Criatura* dos pais. Hesitantes, não puderam propalar a raiva e a solidão que emergiram dessa condição. A violência destruidora dirigida à vítima é aquela que não pode ser dirigida aos pais. Sabemos que é impossível odiar nessa intensidade alguém que conhecemos, mas arrasar a vítima é retratar o diâmetro do próprio aniquilamento. Só destrói quem já se encontra arruinado.

Para os agressores, uma das vantagens deste mundo é poder odiar e ser odiado sem se conhecer. Contudo, odeia-se quem se teme. O tamanho da violência empregada pelos agressores é proporcional ao temor que a vítima lhes impõe. Mas por que ela os intimida? Porque eles se identificam com ela, saibam: antipatias violentas quase sempre são suspeitas e traem afinidades secretas.

Se Teo fosse o agente, poderíamos dizer que, de vítima, ele se transformou em agressor. Mas ele fez um caminho muito diferente. Os pais desses jovens, quando foram condescendentes com as atitudes agressivas de seus filhos, os estimularam a se manter expostos a situações de risco. Com isso, revelaram que a permissividade sempre é filicida.

Se você for homem, troque o galão de água

– Elas não me pediram nada!
– Como não, Max?
– Cara, entrei no escritório e uma delas me disse que estávamos sem água, imaginando que eu deveria resolver o problema. Como não fiz nada, ela se virou e disse: "Nós precisamos de um homem aqui para trocar o galão de água!" Respondi que elas não estavam procurando um homem, mas um burro de carga. Você já viu alguma mulher britando rua debaixo do sol a pino? Ou descarregando pedra de caminhão em uma obra? Mano, a igualdade não deve ser tão igual assim quanto parece.
– Cresci ouvindo as mulheres dizerem que, na próxima encarnação, queriam nascer homens – afirmou Teo.
– Pois é, como se nascer homem garantisse a alguém a entrada no melhor dos mundos. É engraçado, mas elas pensam que todos os homens são iguais. Eu me lembro do Fernando dizendo que seus amigos eram sempre bons

em tudo o que faziam, e ele se via constantemente longe disso.

— Deve ser por isso que a gente aprendeu a mentir e a dizer o que não é. Nesse caso, a mentira é um idioma, uma língua estrangeira que sempre consideramos como língua-mãe. Eu não tenho que trocar galão de água coisa nenhuma!

— Nem pendurar sua masculinidade nisso.

— E aí o Teobaldo trocou.

— Com certeza, ele é o tipo de cara que depende do galão para se sentir homem. Você consegue imaginar alguma mulher desejando aquele cara? Ele é do tipo *low people*. Ele é autoritário, acha que mulher e nada são a mesma coisa. Conseguiu chegar aonde chegou porque, de outro modo, jamais teria alguém a seu lado — disse Max.

— Ele é solitário.

— O cara acha que está acima do bem e do mal!

— Mas tem mulher que gosta disso.

— Você tem razão. São aquelas que não conseguiram se livrar da necessidade de serem reconhecidas por caras como ele. Cara, todo Teobaldo tem sua Teobalda para poder *teobaldar-se*.

— O mundo está cada vez mais cheio deles e delas. Onde há excesso de imagem, lá está Teobaldo; e também onde há arrogância, estupidez e violência. Teobaldo é um cara que precisa da raiva e do ódio para fazer com que as muitas mentiras que conta sobre si possam se converter na falsa verdade. Eles são brigões, presunçosos e pretensiosos. As Teobaldas também são assim, apesar de parecerem frágeis e desprotegidas: essa é a mentira que contam sobre si mesmas.

— A violência que está aí é fruto dos anos de mentira que vivemos neste mundo órfão de verdade.

Mulher, juventude e amor

— Ela é a coisa mais linda! Estou apaixonado.
— Ethan, você a conhece há duas semanas. Ela tem um terço de sua idade. Cresça meu amigo.

Há homens que se envolvem sistematicamente com mulheres mais jovens. Nessas relações, sentem-se inebriados pela juventude, que é a embriaguez sem vinho, rasca necessária para tratar a insatisfação oriunda de relações anteriores, bem como de tudo aquilo que não conseguiram realizar nesses encontros. Inseguros, afastam-se do que é possível viver com uma mulher.

Com *Lolita*, seria provável manter a ilusão de força sem fragilidade; com uma *balzaquiana*, não. Uma mulher jovem é alguém que, em tese, não confronta. Ao contrário, valoriza os símbolos de poder. Ao assumir posições de influência, um homem se certifica de que a mulher lhe conferirá um valor que ele mesmo duvida ter.

Para ele, uma jovem consorte representa a garantia de um amor a distância, uma proteção contra o impacto que tal sentimento pode causar-lhe. A diferença de idade o defende do fascínio que o amor é capaz de gerar e, com isso, inibe a imaginação de que se alimenta toda relação amorosa. Retarda, portanto, a consolidação de sua maturidade, em troca da fantasia de que o tempo não passa.

Muitos homens não sabem que temer o amor é temer a vida. Eles não se dão conta do quanto sentem medo de se envolver com alguém que os ame muito. A intensidade desse amor é diminuída pela conquista de *lolitas*, com as quais poderão esconder o receio de serem rejeitados. Ao pensarem que elas desejam a estabilidade que possuem, tranqüilizam-se.

A cultura masculina já considerou prazer de pederasta amar uma mulher inteligente, ativa na vida. Contudo, é necessário transpor essa barreira e vencer o desafio que é estabelecer relações profundas e duradouras que promovam o amor verdadeiro. Relações que vinculem homem e mulher como dois amantes e cúmplices solidários.

O amor civiliza o homem mais embrutecido, faz com que ele saia do silêncio no qual se encontra, dissipa o receio e o torna pronto para viver a aventura da vida. Aquilo que provamos quando estamos amando talvez seja nosso estado normal. O amor mostra a um homem como ele deveria ser sempre.

Dificilmente conseguiríamos viver esse estado com *lolitas*. A adolescência nos abre porta, mas não consolida continente. Se você quiser ser amado, ame!

Durma bem, papai

— Você teve coragem de dizer isso, Ethan?
— Tive, Noah! Eu estava sozinho e não haveria uma outra oportunidade como aquela.
— Rapaz, você é louco.
— Você sabe muito pouco de mim para fazer uma afirmação como essa.
— Mas você não poderia ter falado desse modo com ele. Se você é o que é, deve agradecer a ele, a tudo o que ele fez por você.
— Noah, você vive em um mundo que não é o meu. Eu nasci órfão e você só descobriu isso agora.
— Como nasceu órfão, cara? Você tem família!
— Isso não garante que alguém vá conseguir tornar-se uma pessoa, porque, para sentir-se assim, você não pode ser uma cópia das gerações que o antecederam. Eu nasci a fórceps e você, de cesariana. É por isso que você o vê com outros olhos.

— Pode ser...

— Noah, quando me sentei ao lado de minha mãe, eu a vi com um semblante sereno e tranqüilo. Olhando para o rosto de meu pai morto, dormindo sem roncar, percebi que o zumbido em meu ouvido havia cessado. Senti um silêncio reconfortante. Ele havia morrido e não fora eu que o havia matado. Morreu em função do modo como viveu. Seu coração cresceu por ter sido alimentado durante anos de ressentimentos, amarguras e desejo de ser cuidado. O tamanho de seu coração corresponde à dimensão de sua incapacidade de amar.

"Eu me sentei e minha mãe me deu um pacote cheio de folhas com escritos. Ela me entregou dizendo que era tudo de meu pai. Eu passei uma parte da madrugada lendo todas elas e descobrindo que havia uma pessoa que também morrera com aquele que deveria ter sido meu pai. Eram canções, poemas e crônicas que falavam sobre o que ele sentia enquanto vivia. Parecia que só ele havia descido aos infernos. Ninguém mais.

"Havia letras de sambas de roda falando de amor por mulheres que jamais o haviam amado. Mas, como seria possível amar um homem em desespero consigo mesmo? Odiá-lo seria sempre mais fácil. Foi assim que conheci meu pai: pela boca de minha mãe.

"Ao lado do caixão, resgatei um ser humano que não sabia existir dentro de meu pai; mas era só isso que era possível, porque, como pai, ele fracassou.

"Eu pude odiá-lo e tudo o que ele fez a mim. Portanto, quando deixei seu corpo naquela cova, pude dizer: seu filho-da-puta, você jamais poderia ter sido pai. Falei isso alto, para que todos naquele cemitério pudessem ouvir. Não me senti culpado nem ingrato. Finalmente, encontrei um senso de propriedade dentro de mim que me deu estes olhos de águia."

– Você os tem mesmo, Ethan.

– Daquele dia em diante, encontrei meu lugar na vida. O dia começava a nascer, e fui até o jardim para respirar um pouco. Eu estava triste até o momento em que comecei a ouvir o canto de alguns pássaros. Joguei um pouco mais de grãos no chão. Então, começaram a surgir mais pássaros e cada qual mais colorido que o outro. Comecei a me entreter com aquilo tudo e a me deixar levar pelo espetáculo de movimento que se apresentava diante de meus olhos. Era uma dança em que cada qual sabia sua hora de entrar, pegar sua comida e sair. O movimento dos pássaros me fez perceber que mesmo aquele a quem eu havia atribuído tanta importância não escapou da morte. Talvez agora eu fosse capaz de compreender a perda da experiência de Deus de que Salomé falava. Mesmo que meu pai nunca me tenha dado um presente, sua morte me trouxe a sensação de fazer parte da ciranda humana. Não há homem ou mulher que escape dessa perda. Naquele momento, esqueci de meu pai morto e agradeci profundamente pela generosidade daquela manhã.

"A morte de meu pai me aproximou muito da vida. Talvez bem mais do que eu imaginava.

"Não sei por quanto tempo fiquei olhando tudo aquilo, mas me senti grato por aquele presente que eu acabara de receber."

— Mas você não sente falta dele, Ethan?

— Não. Sentiria se tivesse sido um homem sábio, mas ele não foi, porque, se tivesse sido, teria conhecido o próprio filho. Fui um desconhecido para ele. Parece que só agora a experiência que tenho de mim mesmo corresponde ao que vivi. Eu nunca tive pai, e isso só faz sentido com ele morto. Com ele vivo, eu me sentia pior.

— Tenho que lhe dizer que estou emocionado com o que ouvi. Nós somos amigos há tanto tempo e eu não imaginava que este foi o caminho que o fez ser quem você é. Acho que nunca estivemos tão perto um do outro. A morte é impiedosa com qualquer imagem que tenhamos criado de nós mesmos e dos outros. Nisso reside sua beleza.

Mulheres de papelão

— O que é isso, Quincas? Está se pendurando na morena?
— Eu tropecei, Teo!
— Cara, que compra grande! O que você tem aí nesse sacolão?
— Nada não...
— Como nada, Quincas? Você acabou de sair do *Sexshop*, se atraca com essa mulher de papelão e diz que não tem nada no pacote.
— Deixa disso, Teo. Quem consegue andar por esta cidade e não esbarrar nas *popozudas* espalhadas pelas calçadas? E todas em tamanho natural? Sem falar da quantidade de revistas de sexo penduradas nas bancas: é só bunda suspensa sobre histórias em quadrinhos.
— Quincas, outro dia fui pegar minhas filhas para passear e fiquei constrangido ao vê-las andando por essas *Sapucaís* nas quais se transformaram as ruas de

nossa cidade. Deu-me um frio na espinha quando percebi que isso pode influenciá-las a entender o que é ser uma mulher.

Acreditou-se que a beleza salvaria o mundo, e as mulheres foram incumbidas de fazê-lo, quer como mães, quer como esposas. Nos dias de hoje, a beleza deixou de ser compreendida como um dom de Deus, ou, ainda, sua melhor carta de recomendação, para se tornar uma invenção do bisturi. Do belo, extirparam o sublime, fazendo mulheres acreditarem que um amor construído sobre a beleza não morrerá com ela. Tornou-se extremamente empobrecida a experiência necessária para que uma menina cresça sem pressa e descubra que ser mulher não é ser de papelão.

Casanova dizia que a beleza é uma outra forma de verdade. No entanto, sabemos que ele não se referia a coelhinhas, ao silicone nem à lipo. A beleza sempre foi uma promessa de felicidade, mas do que estamos falando se dela também extirparam o pudor?

A beleza, quando não é sublime e não tem pudor, transforma uma mulher num extraordinário monumento pneumático. O sublime e o pudor, se associados à beleza, conferem à mulher sabedoria, e nada é mais gratificante do que amá-la por isso. A sabedoria retira da beleza a certeza de que ela é dispensável à vida, redirecionando sua exuberância para a virtude.

Alguns homens sabem que aquilo que os atrai em uma mulher raramente os vincula a ela. A beleza que seduz poucas vezes é aquela que desperta amor.

A voracidade das bestas

Pedro estava tenso, mas queria se convencer de que não. Neste instante, Max o interrompeu dizendo:
— Isto não está certo. Você está equivocado!
— Como equivocado, Max? Vai dizer que você nunca quis chutar o pau da barraca? O cara o humilhou e o fez de palhaço! Você queria que ele não reagisse, que ficasse calado como otário? Se eu estivesse no lugar dele, faria o mesmo.
— Você está maluco, Pedro. O cara é policial e, além disso, estava bêbado.
— E daí? O sujeito estava querendo tirar onda, então ele atirou e matou. O corpo ficou no chão, esperando o rabecão. Depois dessa, ninguém vai querer crescer em cima dele.
— O impacto de um tiro parece que apaga a memória, daí a gente esquece do próximo – disse Noah.
— Talvez não seja o tiro, mas o medo de que uma bala nos atravesse.

— E homem lá tem medo?
— Que bobagem, Noah, tempos difíceis! O *outdoor* com o governador sorrindo estava bem acima do defunto. Eu olho o corpo do morto, a propaganda do governo a seu lado e percebo que há uma relação entre ambos. Meu irmão, é a mesma relação que há entre a favela e o asfalto.

"Só não percebemos isso porque nosso coração ficou duro demais, parcial. Vemos todos os dias um ao lado do outro e não conseguimos pensar no pacto existente entre ambos e que, de certa forma, mantém a tensão."

— Como *ying* e *yang*.
— Deixa de falar besteira, Noah. Eu digo que o asfalto enquanto aspiração da favela se vale desta para esconder a própria indecência. Melhor dizer excrescência. A pornografia do asfalto fica esquecida enquanto se escuta o *funk* das cachorras, do mesmo modo que o som do tiro desvia nossa atenção das parcerias que o fabricam. Se a bandidagem não der samba, certamente dará comercial.

"Essa conversa me lembra Federica. Ela ficava enfurecida toda vez que falávamos sobre o dia em que Picasso voltou à Espanha e fez algumas declarações sobre o comunismo. Ele disse que havia deixado de ser comunista, o que poderia ser visto até como sinal de evolução, mas daí a celebrar sua volta do exílio com uma exposição agenciada pelo franquismo! E a Guernica e Barral? Será que ele esqueceu do que viveu?"

— Max, na época, Picasso tinha cerca de 80 anos.

— Noah, quando a fama ou a idade nos fazem esquecer quem somos, é porque a favela se rendeu ao asfalto, e vice-versa. Veja como isso ocorre no Brasil: a galhofa e a brincadeira servem para fazer a gente aceitar qualquer coisa, seja de político, banqueiro, mecânico ou trombadinha. Ninguém faz qualquer relação entre essa atitude e os tiros que ouvimos diariamente. Esse padrão de aceitação do ilícito virou mania nacional.

— Max, a sra. Montseny teria posto a boca no trombone em seu programa de rádio.

— Por que esses pactos não são percebidos como tiros? E se os traficantes têm armas, por que não as usam para mudar o governo? Ao contrário, eles promovem a necessidade deste cenário que está aí, fazem com que este governo seja necessário. Os traficantes se tornaram empregados do governo. Isso me lembra o quanto a caridade depende da miséria para existir. Eliminar a miséria seria exterminar a caridade. Acabar com o tráfico seria o mesmo que eliminar o governo que está aí — disse Max.

"As estratégias usadas para produzir esquecimento ficariam em maus lençóis. A França de Bonaparte deixou Victor Hugo no exílio por 19 anos, por ele não ter renunciado às suas idéias.

"Se olharmos para o que aconteceu com muitos exilados brasileiros, veremos que eles não só esqueceram do que pregavam, como rapidamente incorporaram os valores antes renegados. O exilado brasileiro se divorciou de sua experiência no exílio para se transformar em alguém da situação. Tanto o sociólogo vaidoso quanto o operário ambicioso são produtos do pacto favela-asfalto."

– Que sina a nossa!

– Eu lá acredito em sina! Está para nascer uma liderança que se dedique aos interesses coletivos e abra mão dos pessoais. Se depender desses homens, vamos continuar tendo deputados que são ao mesmo tempo investigados por uma CPI e dela relatores. Isso faz parte desse novo tipo de masculinidade que anda por aí. É a bandalha tomando posse no planalto; é o coroamento da malandragem e da intimidação retratadas pelo traficante. Temos presidentes travestidos de bem-intencionados que só pensam em usufruir as mordomias do colonizador, mestiços se dizendo aristocratas, religiosos que são pedófilos e uma legião de vítimas sociais que descobriu esse novo filão para se dar bem. A única diferença entre eles é a data de nascimento.

– O que podemos fazer diante disso, Max? Já sei, uma campanha! Vamos colocar adesivos nos carros.

– Não basta.

"Como cães de cemitério, esses caras se alimentam dos espíritos dos mortos. Dilaceram a memória de que fomos inquietos um dia, tínhamos fé uns nos outros, éramos capazes de sentir alegria no espírito. Nós acreditávamos que onde havia verdade não haveria corrupção.

"Mas nos tornamos civilizados e inventamos a filosofia do progresso, como um modo de encobrir a decadência que se instalou desde que passamos a acusar de primitivo o homem selvagem. Na condição de homens de revólveres, herdeiros do *bang-bang*, passamos a carregar no *cartridge holder* nosso poder e nossa alma. Passamos a aceitar os tiros com alguma indignação porque, sem isso, não conseguiríamos manter os pactos necessários para nos conservar no purgatório.

– No inferno, você quer dizer!

– Não, no purgatório mesmo. Não estamos qualificados para entrar no inferno. Lá eles são mais criteriosos e rigorosos. Nós seríamos barrados. Somos mornos demais!

O estúpido

— Ethan, você está indignado com o quê?
— Teo, quem eles pensam que são? Tenho mais visibilidade e capacidade de articulação que todos juntos. Com 40 anos, já acumulei dois milhões e meio de dólares e, naquele grupo, quem tem isso?
— Acho que, nele, seus milhões não valem nada! – disse Teo.
— É inveja, despeito...
— Pode ser, mas também pode ser que, para eles, a moeda seja outra.
— Teo, na sociedade do vale-tudo, existe outra moeda que não seja poder e grana?
— Para você, não, Ethan, mas, para um artista, sim.
— Eu sou um ótimo artista! Você fala como um dinossauro. Meu caro, não existem mais artistas.
— Ethan, pensar que é um artista não o transforma em um.

— E você acha que eu não sei? Eles foram substituídos pelos *Vips*, Celebridades e Famosos. Na globalização, a arte foi terceirizada e se tornou um projeto em busca de patrocínio. Hoje, por uma bagatela, você contrata um *vip* para a sua festa, o lançamento de um produto ou ainda para dançar uma valsa. Você não existe, Teo! Em que mundo pensa estar vivendo?

No passado, alguns homens conheceram e sentiram os temores e horrores da existência. Para que fosse possível viver, tiveram de colocar entre eles e a vida a exuberante criação dos deuses: a palavra. O existir se tornou possível porque acreditaram que poderiam escapar de seus temores ao se aproximar do mundo dos deuses. Tal crença transfigurou a vida, deixando a morte em suspensão.

Para superar a morte, os homens inventaram a arte, garantindo que a transgressão enriquecesse a vida. Por que essa prerrogativa desapareceu das sociedades atuais?

Muitos homens sem fé tentam se superar exclusivamente pela aquisição de poder e dinheiro. A fé na superação brota da experiência, e senti-la é perceber que a existência independe da materialidade à qual ficou reduzida. Sem fé, não compreendemos nada, ou, pior, compreendemos equivocadamente. O que a fé procura, a inteligência encontra e, sem ela, essa última se converte em estupidez.

Homem ainda é sinônimo de racionalidade, inteligência e ação. Mas a racionalidade emerge dos sentidos. A felicidade não está condicionada a uma quantidade excessiva de dinheiro, e a inteligência depende da fé. Todo homem deveria saber que a razão de sua infelicidade vem da dificuldade em não saber como ficar em repouso e, com isso, aprender a lidar com seus temores. Que esperanças há para uma sociedade que abriu mão de sua responsabilidade neste aprendizado, acreditando que pode extirpar de si todos os temores da existência, fazendo-os parecer exclusivamente males sociais? Nela, a sabedoria desaparece, ficando a experiência relegada à pobreza do vale-tudo, em que a liberdade deixa de ser o direito de fazer o que as leis permitem, passando a se afirmar como possibilidades para a perversão.

Os sufragistas
6.350

— Dois deles se penduraram no palácio da rainha para tentar chamar a atenção da opinião pública. Eles foram impedidos de ver os filhos. O juiz disse que as visitas deveriam ser quinzenais. Foi o cara que fez o filho, mas quem manda é o juiz.
— Onde aconteceu isso, Max?
— Na Inglaterra, Ethan. Porque na França já existem homens processando o Estado por tê-los impedido de conviver com seus filhos. Eles cobram uma indenização diária pelo tempo que ficam impedidos de estar com as crianças.
— É mesmo? A começar pela maluquice de ter um terceiro arbitrando sobre sua vida de modo tendencioso e parcial.
— Os dois ingleses estavam fantasiados de super-heróis. Para você ter uma idéia, é mais fácil entrar no castelo da rainha do que conseguir manter-se perto de seus filhos. Eu me lembrei das mulheres norte-americanas quan-

do começaram a se mobilizar para reivindicar os mesmos direitos que os homens. Elas bateram de frente com uma América conservadora. A democracia americana entrou na Primeira Guerra alegando ser necessário libertar o mundo das desigualdades, mas tratava as mulheres como animais pestilentos, caso elas discordassem do discurso oficial – disse Max.

"Uma democracia para inglês ver! Olha o que estão fazendo com o *Chomsky*. Como ele não é um bufão, tipo *Michael Moore*, é considerado um não-americano, o que, para eles, é o mesmo que se tornar um não-cidadão. É esse tipo de sociedade que acredita que, quando um pai fica com a guarda das crianças, causa dano à mãe, a criança entra apenas como coadjuvante nessa história. Isso faz parte da partilha que vem sendo feita há décadas: enquanto o voto pertencia aos homens, os filhos seriam propriedade das mulheres. Mudou-se a questão dos votos, mas foi mantido nas mãos das mulheres o poder sobre os filhos. No jogo de poder entre os sexos, não falta rancor; além disso, elas passam a ter um *plus* para tentar controlar os homens."

– Parece que as mulheres esqueceram o espírito revolucionário presente no início do feminismo. Naquela época, elas sabiam que falar do vencido era atacar o vencedor.

– Ethan, as primeiras sufragistas tremeriam na tumba. Quando realizaram aquele piquete em frente à Casa Branca, apanharam de pedestres e foram condenadas, porque exigiam seus direitos, e chamadas de traidoras.

"Isso foi piorando e muitas mulheres foram para a penitenciária, lá, sendo tratadas como criminosas. A tortura nazista nada deve às técnicas norte-americanas de fazer com que elas parassem com a greve de fome. Você não tem idéia da violência que foi empregada. Foram ameaçadas, espancadas, tratadas como criminosas. Uma delas era esposa de um senador. Seu marido, ao saber de sua ligação com o movimento, lhe privou do convívio com as filhas e do dinheiro que recebia, mas ela seguiu em frente.

"Rapaz, ao escutar homens falando sobre o que as ex-esposas fazem com os rebentos, vejo que essas mulheres são da pá-virada, muito distantes das primeiras militantes norte-americanas. Quanto mais sucesso seus ex-maridos alcançam, mais ódio elas sentem. Elas estão dispostas a tudo, e as crianças que se danem!"

— A ex do Noah dizia para o filho que seu pai era o novo marido dela. E não é que o sujeito se prestava a isso? Será que algumas mulheres gostam de transformar seus maridos em súditos? Existem caras que só se sentem homens quando fazem o que elas pedem. Eu ouvi de um colega no trabalho que isso se chama *padrectomia*. Ora, além da vasectomia, agora tem mais essa. Você capa o cara no corpo e no espírito, destrói de vez. Muitos homens se distanciam das antigas famílias por isso.

— Você tem razão!

— Max, ouve só esta história. Um engenheiro que trabalha comigo me contou que seu filho mora a 400km dele. Depois da separação, sua ex-mulher se mudou com o companheiro. Passados alguns meses sem ver o filho, ele conseguiu encontrá-lo por 30 minutos num *shopping* de sua cidade. Na conversa, ele perguntou ao menino se sentia sua falta, porque ele sentia muito a do filho. O menino lhe respondeu que não, porque tinha um padrinho que o substituíra. O garoto chegou a dizer ao pai que ele não era pai, e sim seu tio.

— Rapaz, e ainda tem idiota que se presta a fazer papel de pai substituto. É a cópia dizendo para a matriz que ela é que é a original. Bicho, isso é *fake*, cafona pra cacete. A atitude desses caras é a mesma daquele orangotango que, para se sentir dono das macacas, transa com todas elas só para ter certeza de que elas terão filhos seus. Desse jeito, acha que eliminará o sêmen do antecessor. Existem também juízes que referendam esse assassinato sem cadáver, sob o argumento de que é melhor para a criança. Lembra da música: "Por trás de um homem triste há sempre uma mulher feliz?" Eu acrescentaria que a felicidade dela está em vê-lo infeliz. Malandro, devemos ser virtuosos, mas até que ponto?

— Infelizmente, os homens só se dão conta do sofrimento de um outro homem quando estão passando pelo mesmo. Caso contrário, negam o que possa lhes acontecer — disse Ethan.

Perto dos 50

— Quincas, por que está de cabeça baixa?
— Não é nada, Teo.
— Como não?
— Sei lá, rapaz. Vou fazer 46 anos e o que consegui na vida? Casei-me três vezes, tenho cinco filhos e cada uma das mulheres me exige um revezamento cinco por três. Além do mais, não me sinto realizado profissionalmente, apesar de ganhar muito dinheiro.
— Quincas, você está pondo chifres em cabeça de galinha.
— Ethan, por que você não fica de boca fechada? — perguntou Teo.
— Teo, o Quincas namora mulheres que matariam o Accioly de inveja, ainda bem que ele só tem olhos para as do Murilo. Tem aquele avião que me deixa de queixo caído... É convidado para qualquer festa. Ele é

uma celebridade que tem a vantagem de ser muito conhecido por quem não o conhece.
— E que vantagem há nisso, Ethan? O Quincas está numa idade difícil. Aos 40, a vida acaba, meu amigo, e a existência começa — afirmou Teo.

Depois dos 40, o presente é sempre obscuro. Descobre-se a razão pela qual se utilizam o sucesso e a fama como um parâmetro para a auto-avaliação diante da escala *status-evolutiva*: a inexistência de contato com a própria infelicidade, da qual se tenta escapar por intermédio de uma vida superficial festiva. Fama e celebridade só são necessárias quando se vive na desventura. Se Tróia tivesse sido feliz, quem se lembraria de Heitor? Em terra de celebridade, quem tem olho é cego.

A fama é como um rio que mantém na superfície as coisas leves e infladas e arrasta para o fundo as coisas pesadas e sólidas. Dependemos da solidez para existir! Com 30 anos, pode-se ignorá-la, mas, aos 40, isso se torna desastroso, pois, se o prestígio é adquirido sem mérito, as considerações são obtidas sem estima. Se alguém chega aos 40 sem estima, mérito é que não terá.

Mas, então, o que faz um *vencedor* sentir-se como um *perdedor*, já que, nos dias de hoje, tanto a reputação quanto o crédito dependem apenas da riqueza que se guarda no banco? Afinal, a fama e o sucesso não deveriam dar garantias de bem-estar contínuo?

Felizmente, a maturidade pode se consolidar aos 50, quando um homem se torna sólido e consistente. Para tanto, é necessário adotar uma ética pautada no coração, e não na audiência do Ibope.

Vulcano

Cena 1:
– Ethan, você bebeu demais.
– Max, que bobagem. Posso muito mais do que isso.
– Vamos embora, estou cansado.
– Vai, depois eu vou. Você não está colado em mim.
– Max, como você vai dirigir se não consegue chegar ao banheiro? Cara, você está bêbado! Ou você vem comigo ou eu levo à força! Aconteceu alguma coisa para você beber tanto?
– E precisa acontecer alguma coisa para se beber? Gosto de beber com a galera.

Cena 2:
– Teo, quanto foi o jogo?
– 2 a 1 para o Flamengo, e poderia ter sido 3 se aquele juiz babaca não tivesse dado impedimento.

— Foram todos ao Maraca?
— Todos! Foi bom demais. O estádio estava lindo, cara, lotado.
— E a que horas você chegou em casa?
— Cara, quando acabou o jogo, fomos a um boteco e saímos de lá muito tarde. A rua estava entupida de torcedores. Bebemos todas! A rapaziada cantava o tempo todo: "Uma vez Flamengo..." Eu não tinha vontade de ir pra casa. Maravilha acordar na segunda com a vitória do meu time.
— Teo, você não está se separando?

Cena 3:

— Eu nunca consegui fixar meus olhos nessas duas direções. Nasci estrábico, vesgo. A bebida e o futebol escaparam das minhas mãos, não sei os motivos.
— Por que diz isso, Lúcio? — perguntou Max.
— Porque eles entraram na minha vida pela porta do sofrimento. Prazer para mim sempre foi isto: ausência de dor. Nasci de um casamento cujo amor existia apenas entre meus pais; para mim, não sobrou nada.
— Mas seus pais se amavam muito, isso era visível a qualquer um!
— É verdade, só que não sobrou nada para mim. Eles ficaram com tudo. Max, sou o fogo que incendeia águas, cria da fúria do mundo. Nasci coxo, meu amigo. Sempre me senti como a parte que não quer ser vista. Saiba que,

onde a beleza impera, os feios devem mancar, viver em cavernas distantes. A alegria durante muitos anos foi uma aspiração em minha vida, um sonho que sempre desejei realizar.

— Nós sempre gostamos de você, Lúcio.

— Você sempre gostou de mim, Max. Os outros queriam me ouvir para desatar os nós de suas vidas ou juntar as pontas sem sentido. Nada além disso. Eles tinham asco de mim, medo do que lhes causaria estar com alguém que não fazia aquilo que valorizavam: eu não bebia e, ainda por cima, não podia jogar futebol.

"Certa vez, estava indo para casa. O ônibus não estava cheio, mas as janelas estavam fechadas porque chovia bastante. Passava das oito da noite.

"Por alguma razão, meus pensamentos foram sugados para o inferno e minha respiração ficou mais curta do que o usual. Eu só tinha olhos para a luz vermelha dos semáforos. Eu contava cada um deles como uma tentativa de distração e, com isso, poder sair daquele torpor. Eu queria chegar em casa, apesar de saber que, para mim, isso significava encontrar-me com o abandono.

"A angústia cresceu ainda mais e, sem saber o que fazer com ela, vi que as luzes que saíam dos carros se esparramavam pelo asfalto e se fundiam umas com as outras. As ruas ficaram manchadas de um vermelho intenso e cada sinal que se fechava era a indicação de que, dentro em pouco, toda a cidade estaria banhada naquela cor. Fiquei gelado e com a boca seca. Olhei para as pessoas dentro do ônibus e percebi que somente eu estava vivendo tudo aquilo, ninguém mais. Eu aguardava sem saber o que mais poderia me acontecer.

"No ônibus, havia homens escutando o jogo em um pequeno rádio de pilha, mulheres sonolentas e atentas às suas bolsas. No início, pensei que não fosse suportar enxergar daquele modo: existir tendo um olho tão particular, forjado com o que havia de mais cruel e duro. Foi no inferno que me descobri único. O céu nunca foi lugar para mim, eu sempre o vi muito socializado.

"O trânsito parou, minha respiração ficou mais curta ainda. Uma mulher que estava a meu lado percebeu o que acontecia comigo e me perguntou se estava tudo bem. Quando me virei e ela pôde ver meus olhos, percebi que ficou mais assustada do que eu. Começou a gritar que eu estava passando mal. Ela ficou desesperada. O desespero sempre foi um esforço sem glória para escapar do inferno. Eu sabia que, do inferno, só sai quem o enfrenta. Eu não queria a piedade de ninguém. Enquanto eu me deslocava até a porta, ela falou, em voz alta: 'Meu filho, só Jesus salva!' Não sei por que me lembrei de meu analista e pensei que ele também dizia o mesmo: 'Lúcio, preste atenção ao que vou lhe dizer: só Lacan salva!'

"Desci do ônibus perdido, tentando manter minha atenção na rua onde morava um amigo meu. Eu estava muito assustado com a intensidade daquilo tudo. Chegando lá, ele me disse para sentar e me perguntou: 'Você quer beber um uísque?'

"Pensei baixinho, só falta ele me perguntar se quero assistir a um jogo de futebol. Não deu outra. Quando desço ao inferno, preciso me conter – aprendi isso aos poucos. Mas, no início, era o inferno que vinha até a superfície e deixava sempre toda a cidade vermelha. Foi preciso descer muitas vezes e me isolar do mundo, até transformá-lo em propriedade minha. Não pense você que isso me fez uma vítima da vida. Saiba que foi no inferno que construí minhas principais ferramentas. Lá, encontrei meus talentos e também o modo de usá-los.

"Fiquei na casa dele até me refazer um pouco. Mesmo tendo crescido sem uma casa, ela me oferecia mais conforto do que o mundo. Cada vez que o inferno tragava meus pensamentos, eu percebia que muitos tentavam evitar o tombo agarrando-se nas bordas das escarpas. Depois de um tempo, deixei de resistir e desci até o mais fundo de mim mesmo, lá onde eu não sabia quem eu era. Eu lhe digo que, algumas vezes, cheguei a ver no despenhadeiro alguns sujeitos dependurados com radinhos de pilha, ou mamando em garrafas de uísque. Eles tentavam se meter dentro delas para escapar. Aumentavam o rádio ou a dose da bebida, para não ver nem ouvir nada. Mas, engraçado, o inferno não faz barulho, o som que escutavam era de suas unhas escorregando e tentando se prender nos rochedos, som de pura resistência de quem já caiu e não admite.

"Max, que cara é essa? Parece que viu um vampiro!"
– Estou te ouvindo. Continua...

— Eu digo que, depois de enfrentá-lo, tornei-me um de seus melhores ferreiros.

— Um ourives, você quer dizer.

— Pode ser. Aprendi a manipular o fogo que me consumia e, com isso, passei a ser capaz de transformar tudo. Não havia metal que eu não conseguisse verter em carne ou ferro que não pudesse ser convertido em ouro. Assim, fiz Titônia, eu a criei de argila e depois lhe soprei vida. Mas não importa se este é seu nome; o que importa é que todo homem corre o risco de se casar com uma mulher que seja bela, mas vazia, apaixonada pela guerra mais do que pelo amor. Uma mulher assim pensa que pode preencher seu vazio com a incandescência do ourives. A que primeiro amei tentava ter de mim o que lhe faltava, colapsou-se de inveja. Mas, sem essa experiência, eu jamais aprenderia com maestria a ciência do ligar e desligar.

"Quando me movimento, crio, faço-me visto além da feiúra que me fez quem sou. O que sei de mim nasceu disso, porque, para ser tão coxo, foi preciso uma explosão para me arremessar para longe do banal. Só mesmo a embriaguez dos dias comuns para me tirar de onde me fiz."

Homens de papelão

— Como é possível um homem não gostar de futebol, Teo?
— Ethan, é possível!
— E de mulher, será que ele gosta? É brincadeira... Mais um chope. Amanhã, vou comprar as entradas para o Grande Prêmio, serão quatro ingressos? — perguntou Ethan.
— Três, o Bernardo não vai — respondeu Teo.
— Ele também não gosta de corridas? Gosta de quê? *Balé?*

Os homens de papelão consideram somente dois tipos de homem: o primeiro e o segundo. Eles negam que exista uma terceira possibilidade. Por isso são limitados e sem relevo.

Para um parlapatão, o primeiro é aquele que acredita no que um homem deve ser, e o segundo é secundário. O segundo é necessário ao primeiro, apesar de ter pouco valor em relação a ele. Socialmente, os homens se posicionam a fim de ser reconhecidos como o primeiro: pedir, pagar e *sacanear*. O primeiro é palco; o segundo, platéia. O primeiro depende do segundo, apesar de seu desejo de submetê-lo. Assim como o domingo e a segunda-feira, o homem e a mulher, o heterossexual e o homossexual. Sem o *balé*, o que seria do futebol? O drible, o passe e a bicicleta atestam a presença da dança nesse jogo do qual se imagina ser possível expurgá-la. Do mesmo modo, já se pensou ser possível retirar o diabo de Deus. É o Segundo que confere identidade ao primeiro.

A ação tem sido utilizada como um elemento motivador para os homens se relacionarem. Ela é uma agenda prévia de encontros. Encontram-se para fazer alguma coisa ou, quando não estão fazendo algo, conversam sobre o que fizeram. Porém, por que há um incômodo com o que um outro homem faz? Que importância tem para o primeiro as escolhas do segundo?

Se a masculinidade fosse de fato estável, consistente e segura, como defende o primeiro, pouco importaria se o segundo é bailarino ou jogador de futebol. Para escapar das próprias ameaças, o primeiro tenta retirar de si tudo aquilo que o faz tremer, metendo suas fantasias no juízo que forma do segundo.

Quando age desse modo, o primeiro demonstra que precisa de temas para agenciar sua relação com o outro.

Esses assuntos servem de garantia e dão o tom de macho ao encontro: "Sinto cheiro de mulher gostosa." Mulher, bebida e carro são alguns dos álibis necessários para quem precisa escapar dos próprios sentimentos e do preconceito de terceiros. O primeiro precisa estar sempre fazendo algo para se esquecer de sua própria essência.

Homens de papelão são assim: não têm vida própria. Eles dependem do segundo para existir. É isso o que demonstram as fobias masculinas.

Eles não usam Rexona

Acreditamos no que aprendemos. Portanto, o juízo que fazemos de nós mesmos tem origem nessa proposição e nem sempre faz coincidir o que somos com o que acreditamos ser. É por intermédio dessa fé que o crente aprende qual é a sua identidade, pois só assim ele poderá contar pequenas mentiras sobre si mesmo.

O mesmo ocorre com a noção que um homem ou uma mulher têm de si mesmos. Homem age de um modo; mulher, de outro. Por acreditar nesse preceito, a cultura determinou o que é atitude de homem e de mulher, como se isso esgotasse todas as possibilidades da existência.

Todo homem dependerá de uma prova para saber se é um homem. Dependendo de como se saia no teste, o indivíduo poderá ser reconhecido como homem. Mesmo que sobre a mulher não paire tal dúvida, o problema se resume a saber quem a reconhecerá, haja vista que todos estão sobre as mesmas regras da cultura. Tenho razões para acreditar que isso deslocou o foco do problema, transformando-o em um outro, sem solução: a crença de que existem homens melhores do que outros e de que há necessidade de um juiz para aferi-los. O que um homem sabe sobre si se baseia nessa sucessão de reconhecimentos e julgamentos aos quais está submetido desde muito cedo. A experiência de si mesmo tem pouco valor nesse sistema. Por isso, existem homens que pensam que são mais homens do que outros. Eles já nasceram prontos e, por essa razão, não usam Rexona. Eles são juízes. No entanto, se seus sentidos podem não enganá-los a esse respeito, seu juízo pode. Acreditam que linhagem, berço, partido e religião os tornam especiais. Eles aprenderam que são excelentes por natureza e que sempre terão um público à sua volta para lembrá-los disso.

Todavia, em minha vida, foi necessário contentar-me em aceitar algumas coisas, e, dentre elas, que existem homens que não usam Rexona. Mas que importância tem isso, se descobri que os que não usam Rexona, quando comem sardinha, arrotam garoupa? A verdade desses homens nunca foi a minha, pois a busca da verdade me obrigou a me apropriar de minha própria dor e a me valer da fantasia para acalmá-la. Eles não sentem dor. Com eles, aprendi que a verdade, quando é muito nua, não excita. Eles preferem as meias-verdades, como se elas existissem.

Acreditam que o fato de existirem já é suficiente. Não devemos ter dúvida de que a verdade que esses homens professam não é uma convicção inabalável, apesar de eles tentarem convencer seu público do contrário. Mas essas dúvidas podem se tornar vazias de sentido se não percebermos que sua essência decorre do excesso de fraqueza, da falta de simplicidade e de suas próprias limitações. Por serem incapazes de procurar onde residem suas maiores dificuldades, a verdade nunca será escutada por seus ouvidos.

Vínculos

— Helena, o Rio nesta época me emociona. Esta cidade deveria ter nascido em maio. O céu nos recebe de braços abertos com um azul firme e os contrastes do dia são como os relevos da vida. No Leblon, eu me renovo em cada esquina, com a brisa que me faz cantarolar bossa-nova. Esta cidade se casou com o sol, sem o qual ela fica triste, cabisbaixa. Mesmo que no verão esta dimensão desapareça, uma outra se apresenta, deixando a morte indignada por contagiar tanta gente com tanta alegria e sorriso largo. Dias longos, noites quentes e esse cheiro de maresia que perfuma o ar. Mesmo que a cidade seja tomada pela excitação do verão, aonde quer que eu vá, sou capaz de imaginar uma vida sem desencontros. Tudo o que fracassou no passado e me deixou chapado e superficial recebe novos ares de esperança e fé. Eu não conseguiria sentir isso em nenhuma outra cidade do mundo. E saiba que já morei em várias.

— Ontem, eu estava falando sobre isso com uma amiga. No inverno, eu respiro, me sinto mais perto de mim, tranqüila. Por que os homens não conversam sobre isso entre si, Teo?

— Fico constrangido em falar estas coisas a um amigo. Não sei o que ele pensaria a meu respeito. Esses assuntos, só falo com namoradas ou amigas. Acho que isso não é conversa para homem. Sei lá, tenho receio de ser gozado por isso.

— É uma pena, porque, quando falamos de nós mesmos, do que sentimos, aprofundamos nossa amizade. Isto nos dá a sensação de que existem outras pessoas como nós. Desfaz um pouco a solidão e o isolamento.

Nós não nascemos apenas para nós mesmos!

Dentre todos os problemas da vida, podemos dizer que romper a própria solidão e comunicar-se com os outros são o que mais nos aproxima de nossa humanidade. O apelo de estar continuamente em ação faz com que muitos homens conheçam tudo, menos a si mesmos, tornando-se reativos e rígidas as variações de seus sentimentos.

Por sua vez, estar continuamente em atividade é um modo de diminuir a borrasca em que se transformou seu caminho. Milhares de homens percorrem suas vidas sem conhecer a satisfação de tê-la vivido — são sobreviventes. A coragem para viver muitas vezes é covardia camuflada, um ardil adotado por aqueles que tentam tornar suportáveis suas vidas.

Para sentir a fama que o reconhecimento confere, é preciso consumir-se, perturbar-se, lutar, errar, recomeçar do início e jogar tudo fora, e de novo recomeçar e lutar e perder eternamente. A calma é uma covardia da alma. Isto, eu aprendi com um amigo. Sem o esforço para superar a si mesmo, a vida empobrece.

Só estabelece algum vínculo afetivo com alguém aquele que alcança a sabedoria de distinguir os outros e a lucidez de conhecer a si mesmo. A incapacidade de se vincular revela que há homens que usam um escudo impenetrável para se relacionar, pois, mobilizados pela vergonha, se protegem da existência.

Sobre quem eram os homens

Somos feitos da mesma matéria de que são feitos os sonhos. Shakespeare, quando fez esta afirmação, nos colocou um problema no que diz respeito ao que seja a realidade da vida. Nós acreditamos naquilo que desejamos e, dependendo da perspectiva, os desejos podem ser nossa única realidade. Todavia, este universo que nos chega através do outro tem como propriedade nos lembrar da matéria da qual somos feitos: carne e desejo. Não só desejo, mas também corpo. É preciso ter um corpo para realizar nossos sonhos. Mas que corpo preciso ter para realizar meus desejos? O de Ulisses era o de um guerreiro astuto; o de Helena deveria provocar guerras.

O desejo de aprender pode nos ajudar nessa empreitada. Se quisermos oferecer a nossos filhos ferramentas para que eles construam uma vida melhor, temos de ensiná-los a perguntar. Uma pergunta impertinente nos projeta para uma resposta pertinente. A impertinência da pergunta está em desafiar as bases de uma visão de mundo. A impertinência começa nos sonhos; ela é a carne do espírito. Há muito tempo, um homem desejou voar e, diante da impossibilidade de realizar esta empreitada, inventou o mito de Ícaro. Quantos séculos se passaram para que o avião fosse criado?

Saber perguntar é transgredir. Não com armas, corrupção ou drogas, mas com o pensamento. A natureza não deu asas aos homens, deu-lhes imaginação cujas asas são seus desejos: "Eu quero voar." Como a ciência é transgressora! O conhecimento é impertinente na medida em que nos obriga a superar-nos. Isto é pura paixão!

Sabemos que nem todas as verdades são para todos os ouvidos. No entanto, onde faltam ouvidos não há o que aprender, porque só se aprende com quem se ama. Aprender a ouvir as próprias verdades corresponde a um trabalho longo, diário e paciente. Hoje em dia, em meio a disputas por poderes de superfície, a verdade se perdeu e, lamentavelmente, com ela a lembrança da matéria da qual somos feitos.

Aprender se tornou sinônimo de profissionalizar, consumir, competir, ter dinheiro. Mas aprender é imaginar como fazer para não sucumbir à estupidez da superfície. Haveria maior satisfação do que conquistar um pensamento livre e criativo, ágil e vigoroso, disposto a fixar-se só se for por paixão à vida?

Porém, quanto mais aprendemos a fazer algo de certa maneira, mais difícil é aprendermos a fazê-lo de maneira diversa. Mas, se isso se consolida, a imaginação sucumbe, e a vida se torna enfadonha. A vida rejeita fórmulas e é por isso que ela é nossa maior aliada. Esta insistência em ver o mundo pelo próprio umbigo, como aquele galo que achava que o sol nascia todos os dias só para vê-lo cantar, produz pressa e ansiedade. Empobrece a todos. Mesmo que um homem sábio nunca possa ser completamente feliz, em sua sabedoria, descobriu que não existe maior felicidade do que se empenhar para saber cada vez mais quais são as perguntas que constituem seus sonhos.

Sabrina e a prancha

Teo começou a sessão contando um sonho e um encontro ocorrido dias antes na sala de espera de um aeroporto. Seu sonho revelava o quanto a separação havia afetado sua vida, exigindo dele uma competência que lhe faltava. O encontro no aeroporto retratava seu esforço para expurgar rapidamente seu mal-estar, porque ele ainda acreditava em uma vida plena de bem-estar.

Disse-me ele:

"Tive um sonho com meus amigos. Estávamos na praia sob um céu azul e com um mar perfeito para *surfar*. Meu fim de semana estava começando, e eu tinha uma enorme sensação de liberdade. O que me excitava era a possibilidade de encontrar a mulher que sempre desejei e que me faria sentir especial.

"Peguei minha prancha e fui para o mar. Quando olhei para trás, percebi que a praia estava deserta. Olhei para a frente e senti que estava sendo puxado para dentro do mar. O céu escureceu e uma onda gigantesca levantou-se; subi em minha prancha e *surfei*. Sentia medo diante daquela massa de água que poderia acabar comigo.

"A voz de uma criança quebrou o pavor criado pela imensidão das águas, mas eu não conseguia vê-la. Ela pedia ajuda. Com esforço, percebi que era meu filho. Um desespero tomou conta de mim.

"Fui acordado pelo despertador e quis falar com meu filho. O sonho me pareceu tão real! O sentimento de nunca mais vê-lo deixou-me atordoado.

"Eu precisava chegar cedo ao aeroporto para pegar a ponte das oito. No caminho eu me sentia estranho, mergulhado nas emoções do sonho.

"Estacionei e fui preparar meu embarque. O aeroporto estava 'sem teto' e não havia previsão de liberação dos vôos. Resolvi fazer algumas ligações.

"Imerso no que fazia, me abstraí daquele lugar. Algum tempo depois, fui até o balcão para saber se o embarque havia sido liberado e deparei com aquela mulher. Não consegui olhar para mais nada. Naquele lugar, só havia ela e eu, todos haviam desaparecido. A sensação de estranheza apagou-se, e desejei que o aeroporto continuasse 'sem teto' pelo resto do dia. Eu estava em céu de brigadeiro.

"Ficamos lado a lado no guichê. Enquanto ela fazia algumas perguntas, pude sentir seu perfume, admirar sua voz, mãos e os cabelos estendidos sobre a pele morena. Seu sorriso era estonteante. Até aquele momento, ela não precisava de retoques. Eu havia encontrado a Sabrina de Humphrey Bogart.

"Viajaríamos no mesmo avião. Entabulei uma conversa, como se estivesse falando com outro homem – eu não queria que ela pensasse de início que era uma cantada. Procurei ser racional, controlando qualquer expressão de meu desejo sexual.

"Durante a nossa conversa, ela se mostrou assertiva, determinada, independente, preparada, competitiva, e me fascinava a cada minuto. Nós éramos extremamente parecidos.

"Fiquei com medo de seduzi-la e levar um pescoção ou ser acusado de assédio. A libido não circulava entre nós – parecia que eu conversava com meus amigos. Novamente, um sentimento de estranheza me assolou e, ao olhá-la, percebi que era como se eu estivesse conversando com outro homem, ou melhor, com o sexo forte, quer dizer, com uma mulher disfarçada de homem.

"Naquele momento, Sabrina desapareceu. Lembrei de meu último casamento e percebi que, mais uma vez, minhas fantasias me fizeram tomar um caldo da realidade. Aquela mulher jamais aceitaria *surfar* em minha prancha."

Teo evitava dialogar com a angústia gerada pelo fim de seu casamento, como se isso fosse sinal de fraqueza. Conquistar era o recurso que ele dispunha para anestesiar as eventuais dores da existência. Ele não percebia que o casamento duradouro é uma prática de intimidade que exige como condição, antes de tudo, intimidade consigo mesmo. A descoberta dos segredos do amor duradouro faz com que nossas angústias se tornem marolas onde ninguém se afoga e as idealizações ficam restritas ao exercício da imaginação.

Eu te amo, mamãe

— Por que ele pintou esse quadro?
— Max, esse quadro foi pintado depois da morte de um amigo, uma homenagem. Ele não pintou pensando na mãe dele, mas na do amigo. Eu vou contar a você o que estava escrito em seu diário.

"Dalí tinha um amigo querido, Felipe. Eram muito próximos. Portanto, ele sabia bem o que acontecia na vida do outro. Seu amigo era filho de uma família de banqueiros, que conquistaram reputação viabilizando negócios em diferentes países. Os pais dele nunca suportaram Dalí, por causa do modo como se dirigia a eles; anarquista apaixonado, dizia o que lhe passava pela cabeça. As comparações que fazia à mesa durante os longos almoços deixavam a mãe de seu amigo furiosa. Mas em um aspecto ele tinha razão: os grandes olhos azuis da mãe de Felipe eram gelados e certeiros como os de um crocodilo.

"Pelo que sei, ela não se intimidava com nada, mas pediu ao filho para que nunca mais levasse o amigo à sua residência. Ela escolhia a dedo os empregados e só admitia os que teriam a perder caso a desafiassem. Eles eram seus olhos quando ela não estava na casa. Certa vez, um deles lhe contou que Dalí dissera a Felipe que ela era Carmem travestida em doce Micaela. Por esse motivo, ela proibiu a amizade de ambos.

"Olhando para a vida que Felipe levou, percebo que as situações-limite nunca são algo raro ou extraordinário, mas partes do cotidiano, do que é comum a cada um de nós. Isso me faz pensar que, na maioria das vezes, suportamos muito mais do que é necessário. E, para tanto, precisamos endurecer nossos olhos e corações, pois só assim estaremos habilitados a suportar fardos.

"Felipe não conseguiu vencer esta empreitada. Por não conseguir compreender quem era sua mãe, ele percebia apenas o que lhe interessava. Via a mãe em pedaços, como se vê um clichê, porque vê-la inteira era algo insuportável.

"O pai de Felipe sabia vestir com elegância sua prepotência. Certa vez, por ocasião de seu aniversário, Felipe viajou com o pai e a mãe para Genebra. Esteve internado em um hospital suíço para tratar de uma crise de asma. Por dois dias, esperou seus pais, mas lá eles não apareceram. No final do segundo dia, ligaram dizendo que não poderiam encontrá-lo, mas nada mencionaram sobre seu aniversário ou seu estado de saúde. Quando desligou o telefone, Felipe sentiu náuseas e uma sensação de estar sendo esmagado e empurrado para dentro do nada que acreditava ser. Pensou em voz alta: 'Sei que quando eles fazem isso comigo sentem-se vitoriosos.'

"Felipe, apesar de não ter sido poupado do trauma do nascimento, sentia-se um herói diante daqueles pais, pois sobreviver a eles era um ato de glória. Quando Dalí contou sobre suas angústias de marido, ele falou:

"'Você ainda não aprendeu que no inferno só se entra acompanhado, você descobre que está só quando chega lá. Afinal, para que serve uma paixão?'

"Passados alguns dias, Felipe falou com sua mãe sobre o mal-estar que sentiu durante os dias no hospital, mas ela retrucou afirmando que o filho estava sendo dramático. Disse que seus pais sempre fizeram o melhor por ele e que queriam que aprendesse a lidar com situações difíceis, porque ele seria o futuro presidente do banco.

"'Nós não esquecemos de nada', disse a mãe de Felipe, 'mas queríamos que você pensasse tal coisa. Meu filho, fui eu quem o gerou, nunca se esqueça disso. Se existe algo que você jamais deve esquecer, é quem é sua mãe. Eu sempre desejei que a vida lhe sorrisse. Saiba que uma mulher é fraca e chora facilmente, como eu, agora. Pois pense, meu filho, no quanto seus amigos já me causaram dor. Só eu o amo de verdade.'

"Seus pais tinham habilidade em convencê-lo de que, mesmo errados, estavam certos. Essa forma de manipular Felipe, Dalí execrava, mas Felipe se conformava com sua condição de objeto.

"'Felipe, disse Dalí, sua mãe serve a seu pai e vice-versa. Sua mãe despreza sexualmente seu pai porque ele não é aristocrata como ela, e ter você sempre à mão é algo cômodo.'

"'Que absurdo! Você só pode estar bêbado', respondeu Felipe, ao que Dalí retrucou:

"'Meu amigo, sem perceber, você naufraga. Sua mãe o transformou em um serviçal, e se você não se cuidar, vai para a cama com ela. Esta senhora distinta, de discreta elegância e voz macia, é uma das mulheres mais ardilosas que já conheci. Saiba que ser mãe não é condição para que uma mulher deixe de manipular e ser cruel. A maternidade não transforma as mágoas de algumas mulheres, retirando-as de seu coração; pelo contrário, ela pode deixar mais turva sua visão. Você só sobreviveu porque ela quis. Ela sempre soube fazer bom uso disso quando se tornou sua credora.' Felipe encerrou o assunto:

"'Dalí, saia de minha casa.'

"A partir daquele dia, eles nunca mais se falaram. Eu só soube dos fatos pelo diário que Dalí escreveu. A verdade é que a mãe de Felipe só o enxergou até o momento em que ele serviu para preencher sua barriga vazia. Depois do nascimento, o buraco novamente se instalou, e ela o transformou em uma presa, mantida a rédeas curtas. Embora tivesse namoradas e amantes, essas mulheres nunca representaram uma ameaça para ela.

"Quando o pai morreu, a mãe se apossou de Felipe. Eles passaram a dormir juntos, sob o pretexto do sofrimento vivido por ela pela perda do marido. Foi assim durante anos. Uma semana após a morte de sua mãe, Felipe meteu uma bala na cabeça.

"Esta foi a história que originou este quadro! É por isso que você vê a silhueta de Jesus Cristo, o Sagrado Coração; abaixo dele, Dalí escreveu: 'Eu escarro várias vezes com prazer sobre o túmulo de minha mãe.'"

Um pai pode ter a guarda?

Max me perguntou se um pai poderia ter a guarda de uma criança. Eu lhe respondi que, se dependesse dos magistrados de hoje, somente em casos extremos. Mas, se eles pedissem a opinião da criança, possivelmente o cenário seria outro. Afinal, é preciso chegar a ponto de a mãe ser maluca, visivelmente assassina, para que isso aconteça? Está certo expor uma criança a situações de abuso e violência até que a justiça resolva quebrar o tabu que fez da mãe um ente imaculado e intocável?

Essa é a situação corrente nas varas de família do Rio de Janeiro e de outros estados brasileiros. Para uma mulher deixar de ter a guarda de uma criança é necessário que ela seja publicamente a encarnação da escória. Esse aspecto parece ser um consenso entre a maioria dos advogados desta cidade quando são consultados por homens que desejam cuidar de seus(suas) filhos(as) depois da separação.

Diariamente, encontramos no consultório mulheres e homens cujas mães foram autoras de abuso ou coniventes com violência durante a sua infância. Relatos que permanecem como segredos, guardados durante anos sob o bastião do terror. Depois de terem suas vidas marcadas e a inocência traída, essas crianças crescem inseguras e temerosas, sinalizando para nós um sofrimento profundo, gerado por aqueles a quem as leis tratam como inquestionáveis.

É bom lembrar que, sob o pretexto de serem representantes da doçura, da delicadeza e da maciez, as mães em nossa cultura ficam excluídas da expressão de crueldade e violência. A violência da mulher, diferente da do homem, é exercida na invisibilidade e produz danos nem sempre visíveis a olho nu. Quando um homem age violentamente, ele o faz pela força física e o dano causado pode ser medido. Mas admitir que uma dona-de-casa, uma executiva, uma professora, uma doméstica ou uma mãe possam ser violentas ainda é um tabu. Se uma mulher bate em uma criança, isso é considerado sinal de correção, firmeza e educação. A sociedade é permissiva com esse tipo de atitude, mesmo que os dados disponíveis na Abrapia nos indiquem que, no cenário doméstico, a mulher é o principal agressor da criança.

E as varas de família, por que será que não consideram tais dados quando avaliam o pedido de guarda feito por um homem?

O que ocorre com aqueles que operam com a justiça quando não admitem a existência de mães que matam seus filhos? Por que se mostram resistentes ao pedido de guarda feito por um homem mesmo sabendo disso? Talvez o que os deixe temerosos seja o fato de estarem quebrando uma prática psicocultural que define o filho como um objeto da mãe, artefato que ela pode manipular e carregar consigo aonde quer que vá. Ou será que esses operadores do direito sofreram algum tipo de violência de seus pais e, ao negá-la, criaram uma cadeia perversa camuflada pela máscara da lei?

Enquanto a justiça não revê suas atitudes, porque isso quebraria o mito do amor materno, continuaremos assistindo a cenas de crianças sendo colocadas em sacos de lixo e jogadas em lagoas. Quantas vezes esse tipo de comportamento não é a metáfora do que ocorre nas varas de família? Talvez atitudes assim estejam corretas, afinal deve haver um propósito: a justiça quer nos convencer de que o filicídio não existe.

Essa cultura emancipada, sem censura, omissa, liberada e politicamente correta impôs aos homens um constrangimento quando eles desejam exercer seus direitos. Nossa sociedade banaliza a masculinidade, transformando-a em algo "de direita", retrógrada, e, com isso, mantém o preceito de que o(a) filho(a) deve ficar preferencial e exclusivamente sob os cuidados da mãe.

Entre um processo e outro

Ethan havia recebido a notificação de um novo processo judicial. Sua ex-mulher se sentia permanentemente lesada e lhe cobrava sucessivas indenizações. Agora, era a vez de seus primos fazerem o mesmo. Ethan ficou preocupadíssimo com esses fatos, temendo que o próximo processo fosse movido pelos pais de sua ex-mulher, seguido de outro, de seu atual marido. Nessa família, pensou ele, o negócio é ser indenizado. Mesmo dizendo que está bem casada e com dois filhos, a sensação de ter sido roubada não tem fim. "Como você escolheu essa mulher para casar?", perguntou-lhe uma amiga. Ethan respondeu que a conheceu de fato depois que se separou.

"Rapaz, ela cobra de você como alguém que nunca teve pai", comentou certa vez Teo. "Ela é assim desde quando a conheci, só você não via. Ela sempre usou aquele jeitinho manso e desprotegido como um disfarce para o ódio e a inveja que sente até hoje."

Parece que a inveja deixou a ex-mulher de Ethan estrábica. Ela se sente eternamente faminta.

Apesar de tentar mordê-lo com sucessivos processos judiciais, ela não consegue digerir absolutamente nada em sua vida. Sua alma emagrecida atesta que seu caráter sucumbiu. Ela carece de ódio para preencher o vazio que a devora. E acredita que Ethan lhe roubou algo precioso. Assim, pode se sentir vitoriosa pelo menos uma vez na vida, mesmo que mergulhe na sujeira mais rala e etérea. Essa Pandora sem jarro, de caráter volúvel e inteligência cínica, sente-se feliz quando exala por onde passa o mal que carrega.

A despeito da destruição que causou, esse tipo de atitude é expressão de seu esforço para escapar da mediocridade em que vive. A ex-mulher de Ethan é alguém que não se pode respeitar, pois ela não sente vergonha do que faz.

— E como se acaba com isso? — perguntou Teo.

— Com arte — respondeu Ethan.

— Você só pode estar brincando.

— Essa situação me deu a chance de poder transformar o que eu acreditava ser uma mulher no que foi minha ex-mulher.

— E o que ela foi pra você? — indagou Teo.

— Uma mentira que me permitiu conhecer minha verdade.

— Você acha que ela nasceu assim, Ethan?

— Não, porque nenhuma mulher nasce mulher: torna-se, disse certa escritora francesa.

— Rapaz, o que terá acontecido para que a sua se tornasse mesquinha e invejosa? — Teo insistiu.

— Talvez a vida estranha que ela tenha levado, seus aspectos mais rudes e cruéis. Uma criança que vive uma história de abandono daquele porte sofrerá vertigens no que diz respeito ao juízo que formará de si mesma. Ela precisa esconder o que lhe aconteceu e, acima de tudo, duvidar do que aconteceu. Só assim terá a chance de sobreviver: mentir para si tantas vezes quantas forem necessárias para que isso se transforme em uma verdade.

"Um amigo dizia que, na casa do avô dele, havia uma atmosfera cheia de opressão e depressão, plena de inimizade recíproca de todos contra todos. Lá, o ódio envenenava os adultos e as próprias crianças. Creio que ela tenha vivido algo semelhante e, para escapar disso, precisou acreditar em muitas mentiras sobre si mesma. Eu me tornei aquele que a lembra dessa condição, e isso gera muito ódio. Ela não suportaria conter tanto ódio dentro de si. É uma situação miserável."

Com aquela mulher, Ethan descobriu que somente a miséria não é invejável.

É real, mas poderia não ser!

– Felipe mudou.
– Por que você diz isso, Ethan?
– Nós crescemos juntos, Teo, éramos parceiros. Ser rico nunca foi um problema para a nossa amizade. Hoje, não sei quem ele é. Quando me chamou para trabalhar com ele, pensei que tudo continuaria como antes. Mas não: eu me senti humilhado quando ele me esculhambou na frente de todo mundo porque minha avaliação a respeito do projeto foi mais precisa do que a dele. E, na mesma hora, aquele bando de puxa-sacos saiu em sua defesa, só porque ele é o dono do banco.
– Ethan, você ainda não percebeu que, na infância, todos somos semelhantes uns aos outros e, portanto, perfeitamente harmonizados. Depois, as coisas mudam! A infância é uma de nossas maiores tragédias. Manter nossa consciência mesmo que parcialmente nela é pura estupidez. Tem muita gente que passa a vida pensando segundo

prescrições infantis, fazendo planos a partir de anseios que há muito naufragaram.

"Há quanto tempo eu digo que você tem mania de ficar mostrando o que ninguém quer ver? Seus comentários deixaram Felipe nu. Depois do que você disse, qualquer um poderia concluir que ele só é o presidente do banco porque seu pai quer."

— Essa não é a questão. Você se esquece de que o homem que cada um de nós é hoje nasceu da criança que fomos um dia — afirmou Ethan.

— Quando você diz isso, penso que Hitler e Mussolini também foram crianças, crianças-bombas, mas crianças que jamais cresceram, à exceção da crueldade que lhes trouxe ao mundo. E pensar que cada um de nós, quando cresce, pode ser tão estúpido quanto eles. Você pensa que os outros não perceberam o que você estava falando? Só que era mais cômodo concordar com as opiniões do dono — comentou Teo.

— Concordar com o rei dizendo que ele está vestido, quando não está, acaba sendo um modo de se proteger do desemprego. Para eles, Felipe representa o todo-poderoso que irá protegê-los do cagaço do abandono e da solidão em que se encontram. Se o banco entrar no vermelho, eles serão mandados embora, concordando com o rei ou não. E, cá entre nós, prefiro ser comparado a Candido a sê-lo com Poliana!

— Você sempre achou que o Felipe era o que ele não era. Meu amigo, meu pai nos dizia desde cedo que ele era um porquinho; o que o fez supor que quando adulto, ele poderia ser algo além de porco? Ele sempre foi escroto! Ethan, esse cara é terrível desde pequeno, e você ainda fica achando que é o poder que está desgastando o cara.

— Não é bem assim, Teo! Eu sei que Felipe aprendeu que todos são mais covardes do que ele e por isso faz o que bem entende. Acho que agora eu o conheço de verdade. Engraçado, mas isso só aconteceu depois que ele passou a ocupar este cargo.

— Desculpe, mas bem que você gostaria de ser como ele, não é verdade?

— Eu não havia pensado nisso, mas, para Felipe se sentir forte, precisa colocar à sua volta um punhado de fracotes. Quando eu era criança, precisava ser muitos para ser alguém, mas Felipe não. Eu sempre busquei o tudo no nada, diferente do que ele faz agora: transforma em nada tudo o que toca. Eu não gostaria de ser como ele, mas de ter como ele.

— Você não acha que onde há muitos para mandar nasce a confusão? Ele é o dono, é ele quem manda!

— Teo, você há de concordar comigo que, do modo como ele usa a disciplina, parece um imbecil desesperado confrontado por alguém mais inteligente do que ele. Ele imagina que, por ser o dono, deve ser melhor do que todos. Meu irmão, o galo tem grande poder só quando está em seu galinheiro.

— Eu já me senti como você, mas nunca tive coragem de expressar minha indignação. Sou meio acomodado.

— Não se trata de acomodação, Teo. Você age como alguém que perdeu a esperança e que pensa que não há o que fazer, porque vivemos no melhor dos mundos. Como você, existem milhões que aceitam este credo. Podemos dizer que o poder de Felipe é semelhante ao desejado por aquela puta que tentava se passar por virgem. Seus ganhos prosperavam a partir desse drible. Ela aprendeu a perguntar ao cliente: *Quem você quer que eu seja?* A colegial, a noiva virgem, a segurança, o reconhecimento, o valor, e por aí vai.

"O banco do Felipe dá apoio a programas contra a fome, patrocina cinema e, ao mesmo tempo, ganha bilhões com os juros que cobra dos miseráveis, a quem oferece cestas básicas. Ele é manso quando fala, tem cara de bom moço, rico, preocupado com os problemas sociais. Vendo-o falar, é fácil gostar dele.

"Ele passou a ser a esperança dos pobres, que, sem esperança, se sentem incapazes de conduzir suas vidas com as próprias mãos. Isso faz parte do baixo putaria. As putas da rua Azul, por exemplo, eram os temperos de uma vida miserável. Com elas, muitos homens se tornaram homens melhores. Elas eram as operárias de uma Paris pobre e, por meio do sexo, resgatavam a esperança daqueles miseráveis.

"O banco de Felipe se apropria das almas. Dever a um banco é se meter em uma cova funda. Esse tipo de poder que esvazia e se apropria da vida do outro para lucrar é uma doença que ele ignora ter."

— Teo, ele é rico! Rico é assim mesmo.

— Mais do que a riqueza, venho procurando paz, meu caro.

— Mas com ela você não paga suas contas.

— Eu não falo da riqueza em si. Refiro-me à falta de generosidade e ao excesso de mesquinharia de Felipe. Nesse sentido, ele é um pedinte. A grana do Felipe serviu para deixar seu coração mais duro do que pão dormido. Essa é a essência da miséria que ele deixa por onde passa.

Saindo de que armário?

— Tomás, esse cara é *gay*?
— Acho que sim, Teo.
— Por que acha isso?
— É só olhar. Ele é carinhoso, gosta de ler, de cultura, música, não conta vantagens... Eu nunca o ouvi falando que *come* todas. Não gosta de futebol, é educado, não briga, nem é violento com criança.
— Mas será que civilizado não seria um adjetivo mais preciso para ele? Afinal o, perfil que você apresentou é interessante.
— Você agora é chegado? Que nada, esse cara é *gay*!
— De onde você tira tanta certeza? E que importância tem isso? Essa não é a primeira coisa que observo em alguém. Por exemplo, ser mau-caráter não é privilégio *gay*, concorda? Por que será que, entre homens, existe esta preocupação de saber quem é o quê?
— Sei lá, as coisas são assim.

— Você acha que estar atento à homossexualidade do outro é um modo de esquecer a sua? Será que é por isso que a gente fica ligado nesse aspecto? O sexo serve aos homens para que eles se esqueçam do quê?

— Você está insinuando que eu sou enrustido? Que é isso, meu irmão? Eu sei que sou macho.

— Então, por que você se preocupa tanto com esta história de o cara ser ou não *gay*? Você fala dele como se estivesse falando de si próprio...

— Teo, não tô te entendendo...

— Acho que os homens usam o sexo para se entorpecer. Nisso, homo e heterossexuais são idênticos.

— Sai fora. Eu não sou que nem esses caras. A gente não tem nada em comum.

— Você ainda pensa pequeno, Tomás.

— Teo, você viaja demais!

— Pode ser, mas pensar me alimenta. Quando falo com você, vejo as mesmas expressões ditas pelo meu avô, pelo meu pai e por meus tios, meu irmão e meus amigos. Mudou muito pouco o modo como nós nos pensamos. Temos poucos recursos para compreender o que sentimos, o que nos angustia e nos enche de alegria. Podemos ser brincalhões, debochados, desafiadores, esportistas e galinhas, mas isso não nos faz sentir homens, porque precisamos ser reconhecidos a partir de um desses estereótipos. Se não nos encaixarmos, poderemos ser vistos como não-homens. O machão depende da bicha para existir e vice-versa. Não é à toa que são universos próximos. O homossexual procura o machão que tripudie dele. Não importa quem come quem, ou quem dá para quem, o sexo tão falado por ambos serve para entorpecer. Nós crescemos acreditando que o coração é nossa parte fraca, ou, ainda, que as razões do coração podem nos levar à loucura ou à humilhação. Meu avô dizia que um homem que segue seu coração viverá eternamente em uma prisão sem saída. Por outro lado, não podemos passar uma borracha em nosso desejo de sermos carinhosos e atenciosos com homens ou mulheres sem a mediação sexual. O prazer sexual vem nos protegendo há décadas da angústia que nossos sentimentos geram; por conseqüência, tornamo-nos péssimos amantes, ou, melhor dizendo, palhaços performáticos.

Sentir significa ser atravessado por aquilo que vemos e que toca nossos corações, sem que haja *a priori* uma mediação da razão. Nós não fomos treinados para isso. Meu pai me dizia que o sentimento é o que nos animaliza e que devemos desprezá-lo, encontrando formas de nos livrar dele. Ele dizia que, se eu tivesse alguma dúvida quanto a isso, deveria olhar para os apaixonados. Eles são exagerados, segundo ele, o sentimento serve exclusivamente para isso: para nos levar ao exagero e ao ridículo. Apesar de achar que a paixão é uma coisa incômoda e saber que passa, não posso deixar de pensar nos motivos pelos quais as paixões da infância não desaparecem.

Quando vejo um amigo falando o quanto uma mulher é especial e gostosa, ou ainda um outro amigo que está buscando o amigo ideal sob a forma de uma paixão, não deixo de lembrar daquilo que ambos desejaram viver na infância. Acho que, por essa razão, as duas cabeças que um homem tem não lhe garantem boa visão.

O entorpecimento que essa avidez sexual provoca corresponde ao sono da razão. E o sono produz monstros promotores de preconceito, estupidez, violência e mesquinharia.

Quando você se pergunta se Ethan é *gay*, você o faz dentro desse seu sono, do qual não quer acordar. O juiz é um dos filhos da tirania, que nasce do medo que a maioria dos homens carrega. Talvez seja por isso que há um consenso sobre o que significa ser homem, apesar de ninguém saber responder a essa pergunta.

Há muita violência nisso, uma violência que nos constitui e que precisa ser pensada várias vezes. Isto não torna as mulheres nem melhores nem piores do que nós, mas podemos nos perceber como parceiros de caminhada, passageiros do mesmo barco.

Não creio que exista um barco para cada sexo. Existem somente dois sexos e muitas maneiras de experimentá-los. Aprendemos a ser tiranos com nós mesmos, Tomás. E, enquanto déspotas, não relaxamos nunca. Estamos sempre de prontidão para identificar e matar quem nos ameaça, sem nos dar conta de que assim matamos a nós mesmos.

Posso lhe dizer que não é da homossexualidade que temos medo, mas de pensar nela e no caminho a que essa reflexão nos conduz. O que assusta na homossexualidade é que ela nos lembra das violências pelas quais passamos e que tivemos de engolir, das humilhações que vivemos e que não conseguimos esquecer, de tantas mentiras que contamos sobre quem somos. É para isso que nos serve a *bicha salvadora*. Ela nos serve para negar tudo isso, na medida em que polariza com a representação de um macho *superqualquercoisa*. Imaginamos que o sexo nos livraria desse fardo. Por essa razão, devemos fazer sexo o mais cedo possível, a fim de escaparmos do sentimento de impotência diante da vida. Padecemos por medo de falhar, de perder a ereção ou de gozar antes do tempo. Pensamos que o sexo nos daria a garantia de que somos homens, mas ele não é reparador nem curativo. O sexo é visceral e sensório. É o único momento em que vencemos a morte. Ele está além do amor ou do ódio, ele é o sagrado em nós. Nós ainda não aprendemos a possuí-lo com o cuidado que merece fora da pornografia dos bacanais.

Zolga

— As mulheres desapareceram! E a cada dia que passa elas perdem o brilho — comentou Max.
— Por que diz isso? Todo mundo sabe que existem mais mulheres do que homens — ponderou Teo.
— Porque é o que tenho vivido com as mulheres. Elas tinham uma luminosidade fascinante, talvez oriunda da capacidade de se metamorfosearem. Isso fazia com que cada mulher, quando escolhida, fosse a mais bela.
— E se tornasse, na fantasia dos homens, qualificada para cometer adultérios. Essa foi a razão pela qual foi necessário contê-la.
— A idéia de que uma mulher tem menos valor do que um homem vem daí. Desse modo, acreditava-se que seria possível cortar-lhe as asas. Meu avô dizia que um homem prudente deveria unir-se sempre a uma mulher comprada, de preferência uma escrava, porque a esposa possui direitos vagos, a exemplo do que acon-

tece nas separações, quando o juiz acha que os filhos devem ficar com ela. Meu avô acreditava que as mulheres eram cisnes travestidos de humanos que voariam logo depois de encantar os homens. Ele dizia que as mulheres deveriam ser vigiadas. Se o rei Duncan tivesse tido a possibilidade de conversar com meu avô, possivelmente não teria sido assassinado por Macbeth.

"Você se lembra da Rita? Ela levou muito de mim."

– Ethan comeu o pão que o diabo amassou com a ex-mulher. Ele me falou que aquela cobra-coral lhe deu na vida dois grandes momentos de prazer: um no casamento e outro na morte.

– Mas a mulher dele era casca-grossa, peso-pesado. Fez o que quis e não quis com os filhos, deixando Hera no chinelo. Tirou dele o que podia com o aval de juízes de visão curta e de advogados inescrupulosos. Que corja!

"É impressionante, mas ela sempre acabava levando a melhor."

– Vem cá, quem foi Hera? – indagou Teo.

– Uma das esposas de Zeus. Usava e abusava da vingança, da violência e do ciúme. Por incrível que pareça, seu nome significa aquela que protege. Mas filho algum precisa de uma mãe assim. Saiba você que, para se vingar de Zeus, contam as más línguas, ela arremessou um de seus rebentos do céu para a Terra.

– História *punk*. Isso me fez lembrar de como Clara ficava furiosa quando alguém se referia à ex-mulher do Ethan como alguém que valesse a pena. Ela dizia que, por ser mulher e separada, conhecia bem os estratagemas usados pela ex do Ethan. Ela a conhecia e afirma que ela era dissimulada e que mentiria sem qualquer escrúpulo para prejudicá-lo. Nunca vou me esquecer do dia em que ela chegou com a polícia na casa do Ethan, dizendo que ele havia seqüestrado os filhos, quando ela mesma os entregara a ele para passarem o fim de semana juntos.

"Não sei como Ethan agüentou tantas humilhações para ver os filhos. Por muito menos há caras que se mandam. Sei que existem caras safados, mas, como eles, existem muitas mulheres bandidas e sem caráter. Essa mulher se esvaziou de toda a sua feminilidade e se encheu de crueldade e de prazer em destruir. Ela é um câncer."

– Ainda bem que nem todas são assim. Se fossem, eu desistiria de procurar uma. Depois de passar um tempão ouvindo as conversas sobre as ex de Ethan, Pedro, Max, Quincas e João e o que elas faziam com os filhos, eu poderia dizer que mulher não presta. E ainda tem a Simone, aquela mineirinha que jogou seu bebê de dois meses dentro de uma lagoa.

– Ouvindo isso, penso que nós não saímos da Idade do Ferro. Aquele tempo do qual emergiu a escória humana. Será que foi para isso que serviu a civilização, para revestir a crueldade bárbara de tons pastel, porque depende dela para se desenvolver? Ouvindo histórias assim, percebo que nos tornamos criaturas arrogantes, avessas à justiça e que vivem mergulhadas na própria desgraça!

— Teo, em muitos aspectos, acho que ainda não saímos de lá.

— Quando ouço homens falando de mulheres e vice-versa, percebo que a magia desapareceu. Em seu lugar, ficaram a desilusão e a mágoa, que o sexo não consegue aplacar.

— Vem cá, me responde uma coisa: Por que será que minha namorada fica uma arara quando digo a ela que não quero que ela vá comigo ao boteco beber com meus amigos? Ela nunca entendeu isso. Quando digo isso, ela se ofende, fica magoada, sei lá!

— Meu amigo, ela deve entender essa frase como se você estivesse dizendo que não a ama, porque, se a amasse, a convidaria para ir junto. Quando uma mulher não faz o que fazemos, não entende. Creio que muito do que dizemos ser uma mulher tem a ver com nossas expectativas em relação a ela. Acho, inclusive, que o olho de um homem é a sua expectativa, mas com uma mulher é diferente.

"Para muitos homens e mulheres, a beleza é um atributo necessário a elas, mas basta que isso se confirme para que as dúvidas sobre o quanto elas são confiáveis comecem a pairar. A beleza aproximou as mulheres tanto dos deuses quanto da maldição. Por que será que, para nós, ela ficou ao mesmo tempo investida de perigo e proteção?"

— Talvez, Teo, porque nós as tenhamos colocado como representantes daquilo que precisávamos encontrar no mundo, mas não encontramos: calor e proteção. Por outro lado, para poder materializar o desejo de gratidão por receber do mundo o necessário para viver: alimento e segurança. A mulher, durante milênios, esteve nesse lugar sagrado, do qual não fazíamos parte. Pagamos um preço alto por isso quando nos mantemos fora de lá.

"Só descobrimos isso depois de uma separação. Aí percebemos que tudo não passa de ilusão, uma tentativa chula de driblar o abandono. Muitas brigas teriam sido evitadas se tivéssemos aberto mão da fantasia de segurança, proteção e calor.

"Desse jeito, não conseguiremos ver quem é ou o que quer uma mulher, aquela que, como nós, vive buscando conferir algum sentido à sua vida, mesmo que ele mude. Ela é alguém que, como nós, tenta vencer os desatinos da vida enfrentando-os com coragem e determinação."

— Continuo procurando minha Zolga, a última mulher. Ela, que será tão incomum quanto eu, que não será minha cara-metade, porque ela não existe, mas que será cúmplice e companheira de caminhada. Ela, que não me olhará como um inimigo ou um estuprador em potencial, alguém com quem não disputarei nada, porque tudo é transitório. Uma mulher que queira meu amor como ele é, e que me ame pelo que sou, e não pela sombra de mim, tantas vezes presente entre mim e seus olhos.

Por tudo isso, agradeço às minhas ex-mulheres; por isso não consigo odiá-las. Sair de cada um daqueles casamentos foi um presente, uma experiência libertadora.

Vlado

Na primeira vez que o vi, ele tirou uma foto minha, mas eu não pude saber quem era, porque seu rosto estava atrás da câmera, e desapareceu completamente quando disparou o *flash*. A rapidez com que fez isso me pegou de surpresa e ouvi suas risadas junto às de outras crianças. Todas as manhãs, quando eu descia para tomar café, encontrava um grupo de meninos brincando na praça em frente ao meu hotel. Eles estavam sempre juntos e se hospedavam nos dois quartos ao lado do meu. Uma coisa me chamou a atenção: todos eles tinham um tipo físico diferente das crianças de Albaicin. Eles eram loiros e tinham olhos azuis. Na Andaluzia, é possível encontrar crianças com tais características, só que elas não falam russo. Enquanto esperava o garçom trazer meu café, eu tentava adivinhar o que elas estariam fazendo em Granada. Fui retirado de meus pensamentos pelos sinos da igreja de Sant'Ana e concluí que elas deveriam estar querendo aproveitar o verão andaluz, que, diga-se de passagem, é muito quente.

Eu estava hospedado em um hotel na plaza Nueva, que ficava próximo à subida para Alhambra. Meu quarto tinha uma pequena sacada e, dele, era possível ver os portais da igreja. No domingo, todos os restaurantes da praça colocavam mesas ao ar livre que eram rapidamente preenchidas por famílias residentes. Nesse dia da semana, eu geralmente era acordado pelas badaladas dos sinos e corria para tomar meu café sossegado. Quando apareci no balcão, Vlado fez sua foto. Eu estava sonolento, espiando para saber se todas as mesas já haviam sido ocupadas, quando, de repente, surgiu aquele menino de uns seis anos na sacada e me fotografou.

Isso aconteceu algumas vezes ao longo daquela semana, e o que era uma brincadeira começou a me incomodar. Como eu passava os dias em Alhambra, acompanhando a restauração do palácio Nazaríes, chegava em casa exausto e esquecia a brincadeira.

Na segunda-feira, fui acordado antes dos sinos pela voz de Yúsuf. Ele estava nervoso e falava um espanhol truncado, apesar de ter saído do Marrocos há uns dez anos. Ao lado do hotel, havia uma cadeia de lojas marroquinas, e Vlado, ao fotografar alguma coisa, deixou a máquina cair sobre o toldo da loja de Yúsuf. Ele era bravo, mas tinha bom coração. Esbravejava para cima com a câmera na mão, enquanto o menino o olhava assustado e choroso. Acabei descendo, conversei com ele e peguei a câmera de volta.

Fui até o quarto do garoto para entregar a máquina. Eu esperava encontrar adultos loiros de olhos claros, mas não. Quem me recebeu foi um casal de Sevilha. Contei-lhes o que havia acontecido e devolvi a câmera. Eles chamaram Vlado, que me agradeceu com uma foto. Voltei para o meu quarto intrigado com aquela situação. O que estaria fazendo um casal de espanhóis com cinco crianças russas em Granada?

Naquele dia, não olhei para a fotografia, deixei-a sobre a mesa e fui me preparar para o trabalho. A cena do casal com os meninos me veio à cabeça várias vezes, mas eu não encontrava uma resposta. Há pouca amizade no mundo, sobretudo entre adultos e crianças, menos ainda se elas forem estrangeiras.

À noite fui à sacada olhar a praça. No verão, muitos ficam nas ruas até a madrugada. A cidade é encantadora nessa época. Eu esperava que Vlado aparecesse com sua máquina, mas isso não aconteceu. Peguei a foto e vi que nela não havia foco, só movimento embaçado, a silhueta do meu corpo descontinuada pela luzes dos lampiões do hotel – foto de criança!

Eu queria encontrar algo mais que pudesse explicar o que significava aquela situação. Será que eles estariam traficando crianças? Eu não teria como conversar com os meninos, porque não falo russo. Decidi me aproximar dos adultos.

No sábado, encontrei-os no saguão do hotel. Aproximei-me do homem, puxando conversa sobre o atentado que acabara de acontecer em Londres. A mulher se mantinha reservada, afastada, olhando as crianças. Convidei-os para tomar um café, mas ele me disse que estavam esperando o ônibus para Málaga. As crianças veriam o mar pela primeira vez.

— E no domingo, vocês farão o quê?
— Vamos a Alhambra.
— Eu trabalho lá! Domingo é um dia difícil. Vocês precisarão de senhas para entrar. Mas posso conseguir um passe. Seria um prazer acompanhá-los no passeio.
— Conversarei com minha esposa.
— Fale com ela e deixe uma resposta na recepção do hotel.

A recepcionista me entregou um bilhete que confirmava meu convite.

No dia seguinte, acordei antes mesmo de os sinos tocarem. Eu estava com fome e pedi ao garçom que me trouxesse tapas e torradas com azeite. Esses petiscos de peixe são maravilhosos. Antes que eu terminasse a refeição, Vlado me viu e saiu correndo em minha direção. Eu pude olhá-lo e enxergar seu rosto. Nele, havia uma história por desvendar, eu pensava: amigos podem surgir de situações incertas.

— Max, esta é minha esposa, Laura.
— Muito prazer. Martin, vocês já tomaram o desjejum?
— Não. Quero apresentá-lo às crianças. Estes são meus filhos, Antonio e José, e seus amigos Vlado, Micha e Leon.
— Pensei que todos fossem russos. Seus filhos são parecidos com eles!

— É verdade, no início não eram. O convívio tornou possível que uma amizade sólida nascesse entre eles. As crianças não têm etnia. Eles se doam com a alma livre, espontaneamente. Nós, adultos, esquecemos como se faz. Vamos terminar a refeição, não queremos abusar de sua gentileza.

Quando o ônibus chegou, eu estava confuso. Tudo aquilo que eu havia imaginado não fazia o menor sentido. Fiquei envergonhado e propus ser o guia que os conduziria no passeio.

Costumo entrar em Alhambra pelos jardins dos Adarvares — neles, nosso século desaparece. Enquanto as crianças brincavam nos labirintos de Partal, seguimos para Daraxa. Lá, seria possível sentar em torno de uma pequena fonte para conversar.

Ficamos alguns minutos em silêncio, pois a beleza era tanta que nos revigorava. Nesse jardim, nunca me senti só. Ele foi projetado para que a luz e o perfume das flores sempre façam companhia a seu visitante. Aqui, a única realidade possível é a dos sonhos, e a arquitetura serve apenas de suporte à poesia abençoada por Maomé.

Do mesmo modo, Martin e Laura percebiam as necessidades daqueles meninos antes mesmo de eles falarem. Essa generosidade criava uma atmosfera que dava mais vida àquele lugar. As pequenas ofertas que eles faziam às crianças as tornavam luminosas, abatendo os obstáculos e desfazendo dificuldades. Em Alhambra, percebemos que só Deus é vencedor, jamais os homens. Estar com eles abriu dentro de

mim uma porta que eu já havia fechado. Sempre me interessei pelas pessoas, nunca, porém, gostei delas.
Há um detalhe interessante nesse lugar. Todos os jardins foram construídos usando técnicas de irrigação, para que fosse possível cultivar flores no deserto. Os árabes sabiam criar seus oásis. Por muitas vezes, lá caminhei para irrigar meu coração. O palácio de Al-Hamar era meu continente.

– Martin, há quanto tempo essas crianças estão com vocês?

– Um mês.

– Seus filhos falam russo? – perguntou Max.

– Somente eu.

– Eles são parentes?

– Não, eles moravam na região onde ocorreu o acidente de Chernobil. A explosão matou a maior parte de suas famílias. Vlado se expôs à explosão da usina e ficou sem enxergar algumas semanas.

– Que coisa horrível! É impressionante como a civilização extrema gera a barbárie extrema. Ainda hoje, o mundo dos homens se mantém em torno da pólvora, da imprensa e do cristianismo. Veja no que deu! Que poder de merda é esse? – comentou Max.

– Max, todos que residiam naquela região foram removidos para outros lugares. Famílias viviam ali há seis gerações e o acidente destruiu toda a história, transformando o lugar em cemitério vivo. O solo está contaminado, o gado, o leite. O urânio devora a vida daquela gente.

As crianças precisam sair da Bielo-Rússia pelo menos dois meses por ano, para que eliminem a radiação do corpo.

— Realmente, o homem deve ser inventado a cada dia. Quanto tempo será necessário para que essa radiação desapareça?

— Talvez mil anos. Vlado foi o primeiro a ficar conosco, depois vieram os outros dois. Nós lhe demos esta câmera de presente porque ele entrou em pânico quando foi se despedir de nós. Dizia que o mesmo aconteceria conosco. Desde então, fotografa o que vê, como se tentasse preservar tudo o que pode amar. No mundo de Vlado, não há mais nada para ser amado porque a radiação tomou para si o que havia.

— Ele não tem a quem recorrer?

— Não. Esses meninos só contam com famílias como a nossa. Na Espanha, é uma média de 600 crianças das 3.500 que vêm para a Europa todos os anos. Eu já havia visitado Alhambra anteriormente. Este lugar tem uma história semelhante à dessas crianças. Os reis católicos, quando vieram para cá, destruíram parte do que existia. Antes deles, este lugar servia de refúgio para pacíficos e guerreiros. Hoje, quando caminhava dentro do Quarto Dourado, compreendi o que o poeta Zamrak escreveu em suas paredes: "Nesta morada, a prata fundida escoa entre as pedras, água e mármore se confundem e Deus fala pelo vento." Aqui, eu me sinto singular como as colunas deste quarto. A civilização usa a destruição para prosperar. Infelizmente, o que aconteceu na Bielo-Rússia não se restaurará jamais. Alhambra teve um futuro melhor.

– Concordo com você, Martin, em um aspecto: a inimizade presente entre os homens perdura escondida na radiação que está dentro do corpo de cada uma dessas crianças. Contudo, discordo quando diz que não há reparo possível. O que você e Laura estão fazendo por essas crianças, elas nunca experimentariam se o acidente não tivesse ocorrido. A adversidade nos obriga a encontrar o que nos agrada. Esses meninos crescerão respeitando os estrangeiros que rechaçariam, desenvolver-se-ão amando quem é diferente deles. Eles estão tendo a chance de respeitar quem os acolhe, mesmo que não sejam de suas famílias.

"A violência de Chernobil serviu para quebrar a estupidez do preconceito que segrega e agride tanta gente. Essa é a prata fundida da qual fala o poeta e que vocês estão oferecendo a essas crianças, pois a compaixão torna menor o sofrimento quando aponta algum sentido para a dor."

Briga

Max estava no limite. Ele sentia que, daquele ponto em diante, partiria para a briga. O sujeito o havia provocado de todas as maneiras, como se soubesse de antemão que o derrotaria. Havia, nas provocações, a arrogância do vencedor diante do vencido. Max pensava nas conseqüências que sua atitude de recusa lhe trariam. Estava visivelmente pálido – ele sempre fugia de um enfrentamento, apesar de nunca saber o motivo. O coração acelerado parecia que saltaria do peito quando ouvia alguém gritar: "Bate nele! Mete a mão na cara desse babaca, Max."

Procurava se concentrar em alguma coisa, porque a briga estava para acontecer a qualquer momento. Mas sua razão lhe traía, ela o havia abandonado. Sua boca seca e a rigidez na nuca faziam com que percebesse cada vez mais que o medo travava seus movimentos. A pressão de fora o espremia para dentro e ele desaparecia diante do adversário. Ouvia de si mesmo: "Covarde, você está morrendo de medo, seu merda!" Tentava escapar desses pensamentos e manter-se concentrado, mas eles retornavam fantasiados de pai e mãe, de amigos e da namorada. "Como vou ficar diante de todos eles?", pensava ele.

Sem que percebesse, o outro lhe deu um tapa que pôde ser ouvido por todos. Em seguida, soltou uma gargalhada de vitória, como faz todo pugilista de rua que usa esse estratagema para crescer diante da situação. "Ninguém para me ajudar", pensou Max. "Estamos sós, e minha raiva contida."

O outro avançou e chutou-o nas costelas. Max caiu e o peso de seu corpo arrastado pelo chão fez com que sangrasse.

"Estou acabado", pensou ele.

Parece que a honra é o pudor para os homens; preocupar-se com ela é arrumar um novo problema. Naquele momento, Max sentiu-se vencido e sem qualquer vestígio de honra, pois só lhe restava apanhar e legitimar a força do vencedor.

A sensação de humilhação tomou conta dele como a morte faz com o vivo, mas não era só isso. Junto dela, havia um cortejo em que também estavam presentes a vergonha e a invisibilidade. A partir daquele momento, ele se tornaria invisível, um PERDEDOR.

Ainda no chão, Max reconheceu-se naquele lugar. Era um lugar comum para ele, como também era o do outro. Perdendo a briga, ele manteria viva a crença de que existe alguém mais forte do que ele. Apanhar tinha essa função. Max preferia ser espancado a abrir mão de sua fé. Para tanto, sua raiva deveria ser contida até onde não pudesse mais ser encontrada. Assim, poderia esquecer que ela existia. Sua vida passou diante de seus olhos como uma seqüência de cárceres que se repetiam sem cessar, e onde o carcereiro era sempre um vencedor sem rosto.

O calor dentro dele aumentou muito. Era como se o fogo fosse o mensageiro de um pedido de socorro de si mesmo; a palidez desapareceu e foi substituída por um rubor intenso. Todos perceberam que Max estava saindo do *script* e, então, foram tentar apartar os brigões, mas já não havia mais tempo. Max não estava funcionando com esse tipo de controle. Algo rompera dentro dele e não havia previsão do que poderia acontecer.

Ele ficou da cor de seu sangue e podia ouvir seu coração na própria pele. Olhando-o agora, alguns comentavam que ele havia crescido de tamanho, mas isso não era verdade. Max passou a vida se diminuindo. Agora, estava apenas assumindo seu próprio tamanho. Para quem assistia, era possível perceber que ambos tinham o mesmo tamanho.

Max não se reconhecia naqueles movimentos, mas também não desejou contê-los. Aceitou que havia desejado entrar na jaula do leão e ter com ele um embate. Conter sua raiva deixou de ser uma tarefa; usá-la a seu favor passou a ser sua fé.

Era possível perceber isso nos olhos de seu oponente – instantes depois, ele estava no chão. Max abriu os supercílios e a boca, além disso, esgarçou a orelha esquerda de seu adversário. Foram necessários cinco homens para contê-lo e, mesmo assim, com dificuldade; do contrário, ele teria matado o outro.

Tudo ocorreu como se o espírito do oponente houvesse passado para o corpo de Max e vice-versa. Max se levantou com um sorriso no rosto, sujo de sangue, vitorioso. Entre olhares de receio e espanto, ele foi se afastando do grupo, com a sensação de dever cumprido. Afinal, é isso que se espera de um homem, pensava ele. Agora, ele se sentia como um homem de verdade. "Ninguém mais irá caçoar de mim."

À medida que se distanciava daquela situação, sentia que as coisas haviam mudado para ele. Se alguém discordasse do que pensava, tomava aquilo como uma provocação. Não cumprir seus mandos era algo vivido como desacato. A lei passou a ser sua bandeira, porque ele a criava. Max se transformou no outro e, enquanto tal, precisava de brigas e de desafios para sentir-se vivo e conferir sentido à sua vida.

Muitos homens constroem suas identidades para serem brigões, mas alguns conseguem fazê-lo de outro modo. Esses últimos, todavia, encontrarão pelo caminho mulheres que lhes perguntarão: *Você é homem?* Eles poderão escutar essa questão de dois modos.

No primeiro, transformarão as mulheres em adversários e manterão com elas uma atitude de *briga eterna*, em que o sexo funcionará como elemento reconciliador. Com estas, não poderão se envolver amorosamente, porque só um tolo faria isso com o oponente que quer derrotá-lo. Manterão uma distância necessária, formando relações em que a cólera se converterá em gozo erótico, e caminharão lado a lado com elas como grandes desconhecidos. Eles perceberão as mulheres em pedaços lascivos, como se elas estivessem esquartejadas em seios, bundas e vaginas. Assim, elas perderão força e será possível aproximar-se delas.

No segundo, ouvirão essa pergunta não como uma questão para si mesmos, mas para quem a formula. Quem pergunta se ilude quando pensa que quem tem a resposta é o outro. Das coisas seguras, dizia um escritor, a mais segura é a dúvida, pois duvidar de si mesmo é sinal de inteligência. Sabemos muito pouco do que estamos fazendo neste mundo, e pouco sobre o que diferencia um homem de uma mulher; mas já sabemos que o pouco que os diferencia os faz distintos. Isso foi o que aprendemos com as lições de anatomia do *Doutor Tulp*.

Se a pergunta for escutada como expressão da inquietação da indagadora, será possível manter-se próximo dela, sem sucumbir ao impacto da ameaça que transforma qualquer perguntador em adversário. Somos todos perguntadores à procura de respostas. Perguntar exige um esforço porque nos põe em movimento, retirando-nos do descanso da certeza sobre quem somos. Homens e mulheres se fazem através do modo como solucionam suas dúvidas, não da idiotia de duvidar de tudo ou de não duvidar de nada, mas sim do compromisso em gerenciar as próprias inquietações.

Talvez assim possam existir relações cujo alimento seja uma cooperação inquietante; mais do que uma cólera erotizada, a energia despendida nas tensões de briga será utilizada para capacitar o perguntador a separar as dúvidas sobre si daquelas sobre o mundo. Assim, terá escolhas, e poderá fazer da experiência amorosa uma aventura contínua de renovação e transformação, pois o tédio é uma invenção dos preguiçosos.

Visite a *home page*:
www.editorabestseller.com.br

Você pode adquirir os títulos da Editora Best*Seller* por Reembolso Postal e se cadastrar para receber nossos informativos de lançamentos e promoções. Entre em contato conosco:

mdireto@record.com.br

Tel.: (21) 2585-2002
Fax: (21) 2585-2085
*De segunda a sexta-feira,
das 8h30 às 18h.*

Caixa Postal 23.052
Rio de Janeiro, RJ
CEP 20922-970

Válido somente no Brasil.

Este livro foi composto na tipologia Berkeley Book,
em corpo 12,5/17 e impresso em papel off-white 80g/m²
pelo Sistema Cameron da
Divisão Gráfica da Distribuidora Record.